肝臓専門医が教える

# 病気になる飲み方、ならない飲み方

慶應義塾大学看護医療学部教授
加藤眞三

ビジネス社

# はじめに

巷にはアルコールに関するさまざまな医療情報が出回っていますが、それらは専門医の目から見ると誤っているものが多く、そのために、自分の健康を守りたいと考えて行動しながら、むしろ健康を害してしまう人が少なからずいます。また、アルコールを大量に飲むことで心身をこわしていながら、多くの方が医療につながることができていません。

なぜでしょうか？　患者さんの側では、医者に会っても、どうせ「酒をやめろ」とか「酒量を減らせ」と言われるだけだから、診察なんか受けたくないと考えているでしょうし、医療者のほうでは、「酒飲みは、どうせこちらの言うことを聞かないし、治す気もないのなら、外来にきて欲しくない」と考えています。

飲酒問題による入院を嫌がるのは、実は患者だけではありません。大酒飲みが入院すると規律を乱すからと、医療者の側でも敬遠しているのです。

アルコールに関する医療では、どうも患者さんと医療者の間のすれ違いが少なくないようです。そんなことを、アルコール性肝障害の患者さんを診る臨床の現場で感じてきました。

本書を書いた動機は、そのような溝を埋めたい、飲酒について、不安や悩みを抱える患者さんや一般の方々に、アルコールに関する正しい健康情報を伝えたいと思ったことにあります。

本書では、アルコールに関する健康情報をなるべく具体的に、そして数値をあげて解説しています。基本的に、医師の立場から「○○してはいけない」「××すべきだ」と、結論だけを断定的にお伝えするのではなく、科学的な根拠と医師の経験から得た知恵を皆さんにお伝えすることで、皆さんが自主的に選択し、工夫をしてもらえるような解説をするよう努めました。

飲酒によって健康が気になる方は、本書の情報から、飲酒に関する自分の目標を立てて欲しいと思います。そうして目標を立てたら、目標に少しでも近づけるように、自分で工夫を重ねていただきたいと思います。

目標を達成するためには、結果をしっかりモニターすることも必要です。そのためには、できるだけ協働できる医師を見つけてください。医師との協働作業の中で、結果をモニターしつつ、飲み方やその他の生活習慣の改善を積み重ねていくのです。

協働できる医師を見つけるなんて難しいと感じられるかもしれません。確かに、中・

高年以上の医師は古いスタイルの医療が身についてしまっており、指示や説明、そして、おどしの医療から抜け出せない人もいることでしょう。しかし、若い世代の医師の中には、協働できる医師を見つけることは可能ではないかと私は考えています。

まずは本書にて、アルコールに関する最新の情報を知り、巷に流布している誤った情報に飛びつかずに、自分の健康を守るための一歩を踏み出してください。それが、医師と対話し、対等に交渉する医療の第一歩にもつながるはずです。

本書を読まれることで、1人でも多くのお酒を愛する方が、健康を害することが少しでも減り、人生を豊に過ごしていただけることを期待しています。

2019年11月

加藤眞三

肝臓専門医が教える　病気になる飲み方、ならない飲み方　目次

## 第2章 あなたの「酒の常識」は本当に正しい？



## 第3章 酒を飲むなら知っておきたい 肝臓病の基礎知識

## 第４章 アルコールと生活習慣病の関係

## 第5章 増えている「お酒好きな女性」の問題

# 第6章 好きなお酒を、死ぬまで楽しく飲み続けるために

## 第7章　アルコール依存症にならないために

# 第1章

# 「○○は肝臓にいい」はウソだった!!

# 「週に2日は休肝日を設けましょう」と言われるが、本当に必要か？

健康診断の採血検査で、肝機能検査の項目でひっかかったり、お酒を結構飲んでいることがわかると、医師や保健師から、「休肝日を設けましょう」「週に2日間は飲まない日をつくりましょう」と指導されます。

確かに、飲み過ぎをふせぐための一つの手段として、飲まない日をつくることは大切ですが、すべての人に休肝日が必要というわけではありません。

例えば、毎日晩酌でビール（中瓶）1本を飲んでいるけれども、それ以上飲むことはほとんどなく、たまに会合などでもう少し飲む日があるという人。こんな人は、休肝日を設ける必要はありません。しかも、検診で肝機能に異常がないのであれば、休肝日はまず必要ないでしょう。

休肝日をつくらなければいけない理由として、「毎日飲んでいると肝臓が休まる暇がなく、ずっと傷ついているままだからよくない。酒で傷ついた肝臓を休ませるためにも、週に2日は飲まないようにしなくてはいけない」などと言われます。

しかし、適度の飲酒であれば、肝臓がそれほど傷つくわけではありません。例えば、心臓や肺はとまることなく働いていますが、休みを必要とする臓器ではありません。それと同様に、肝臓も週休2日を必要とする臓器ではありません。

過度な運動トレーニングで過労気味のとき、トレーニングを休む日が必要となります。それと同じように、飲み過ぎが続いてしまったときには、休肝日、飲まない日をつくることは必要でしょう。

## 毎日飲む人は死亡率が高くなる？

休肝日を設けるべき科学的な根拠として、ほぼ毎日飲む人は、休肝日がある人に比べて死亡率が高くなるというデータが示されることがあります。「1週間に、純エタノールの量として450g以上飲む人の中では、ほぼ毎日飲む人は、週に1～4日飲む人に比べて死亡のリスクが1・8倍である」などです。

しかし、これはかなり極端に、大量な飲酒をする人の話です。エタノール450gとは、日本酒であれば2升をはるかに超える量です。それを1日や2日で飲むという人はかなり少ないでしょう。4日間で飲んだとしても、1日あたり日本酒で5合

（100g）を超えるエタノール量を飲むことになります。こんな極端な例をとりあげて、「休肝日が必要」と一般化しているところに無理があります。

次ページの上のグラフを見てください。これは集計の生データからつくられたものです。これに、年齢や調査地域、喫煙状況、BMI、緑野菜の摂取、休暇時間の活動量などを加味して補正した上で、機会飲酒者（たまに何かの機会で飲む程度の人）の死亡率との比率（ハザード比）を出したのが、次ページ下の表です。

1週間のエタノール450g以上のグループでは、1〜2日や3〜4日に比べて、5〜7日の死亡率がやや高いのですが、上のグラフほどの大きな違いではありません。また、週に150〜299gの群では、5〜7日が最も死亡率が低いのです。150g以下のグループでも同様です。

つまり、**週に300g以下の適度の量であれば、同じ量を飲むグループの中で比較すると、休肝日を多く設ける人より、休肝日が少ない人のほうが、むしろ死亡率が低いのです。**

このことは、週に飲む量が同じで、適度の飲酒量の範囲内であれば、毎日コンスタントに飲んでいるほうが、たまに飲んで大酒するような飲み方よりもよいことを意味しています。確かに、米国では1回あたりの飲酒で、男性で5ドリンク（75g）以上、

## 飲酒の量、1週間に飲む回数と、死亡率（補正前）

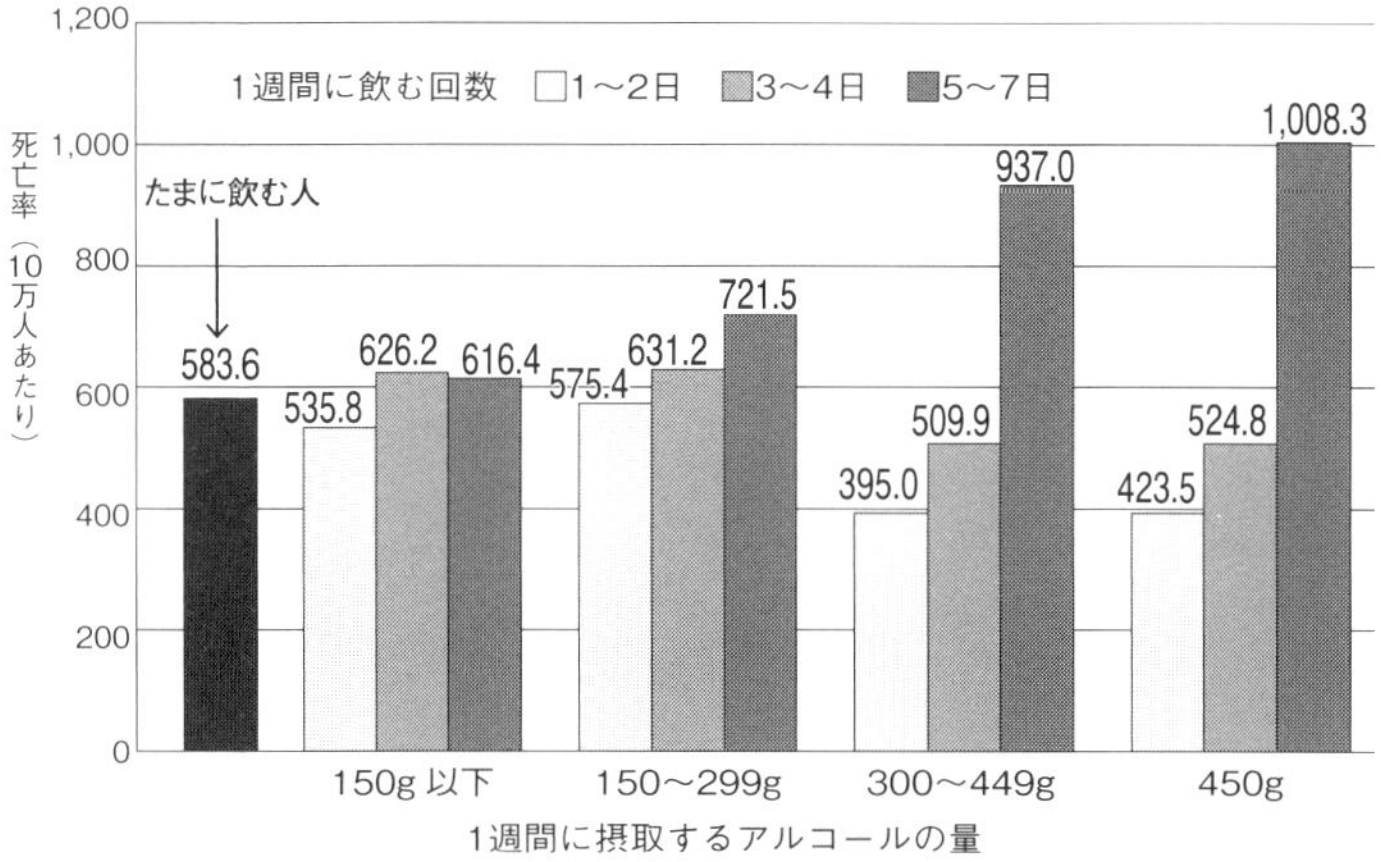


エタノールの摂取量が300g以上では、週に1〜2回、および週に3〜4回飲む人の死亡率は、「たまに飲む人」より低い。その反対に、週に5〜7日飲む人の死亡率は、急激に高くなる。T Marugame et al. Am J Epidemiol（2007年）より作成。

## 飲酒の量、1週間に飲む回数と死亡率（補正後）

| | 1週間に飲む回数（日） | 1〜2 | 3〜4 | 5〜7 |
|---|---|---|---|---|
| エタノールの摂取量(g) | ＜150 | 0.94 | 0.96 | 0.87 |
| | 150〜299 | 1.1 | 1.03 | 0.96 |
| | 300〜449 | 0.87 | 1.01 | 1.29 |
| | 450≦ | 1.17 | 1.17 | 1.55 |

上のグラフに、年齢や調査地域、喫煙状況などを加味して補正したデータ。1週間に150g未満のエタノールを摂取する人のうち、週に3〜4日飲む人の死亡率は0.96％だが、週5〜7日飲む人は0.87％。1週間に150〜299g摂取する人は、それぞれ1.03％、0.96％である。週5〜7日飲む人のほうが死亡率は低い。T Marugame et al. Am J Epidemiol（2007年）より作成。

女性で4ドリンク（60g）以上をあおるような飲み方を「ビンジ飲み」と呼び、危険をともなう飲み方の一つとされています。

## なぜ、「週に2日は休肝日」が広まったのか？

では、なぜ「休肝日を設けなさい」という指導が、これほどまでに広まっているのでしょう。

毎日3合飲んでいる人であれば、週に2日飲まない日をつくることによって、1週間のトータルで15合となり、適度の飲酒量に収まります。つまり、大量に飲む人に、飲まない日をつくってもらうことによって、1週間の飲酒量を適量に抑えようとする作戦です。このような理由で「休肝日」という言葉がつくられ、広まったのだと思います。一度このような標語がつくられてしまうと、それに合わせて、休肝日が必要であるとする科学的根拠なるものが後付けされます。そして、ある程度、その知識が普及してしまうと、今度はそれを修正することがとても困難になるのです。

**休肝日が必要なのは、あくまでも毎日多量に飲み過ぎてしまう人のための注意であり、毎日適度な量の酒を晩酌として飲んでいる人であれば、あえて飲まない日をつくる必要はないのです。**

## 「肝臓によい」とされるウコンは、むしろ肝臓に害をおよぼす危険性がある

「二日酔いの予防に」とか、「肝臓を守るために」などのキャッチフレーズで、ウコンや、ウコン入りのサプリメントが売られています。しかし、ウコンが二日酔いを予防するのかどうか、その効果について医学的に信頼できる論文はありません。

アルコール性肝障害は、多くの要素が複雑に絡み合って発症しますが、中でも飲酒にともなう酸化ストレスの影響が大きいことが知られています。ヒドロキシラジカルという反応性の高い物質が鉄イオンを介して生じ、酸化ストレスを起こします。つまり、体内の鉄の存在する部位では、酸化ストレスが起きやすいのです。

実際、アルコール性肝障害のモデルとして鉄を多く与えた動物は、肝障害が進みやすいことが示されています。また、アルコール性肝障害の患者の肝臓内には、鉄が過剰に沈着していることが報告されており、鉄の存在がアルコール性肝障害を起こしやすくしていると考えられています。

**ウコンには鉄が大量に含まれているため、ウコンを毎日大量にとっていると、アルコール性肝障害をかえって悪化させてしまう可能性があるのです。**ただし、ウコンの製品の中には鉄の含有量が少ないものもあります。

## 劇症肝炎の症例も報告されている

また、ウコンを摂取して起きた「劇症肝炎」の症例が、時々報告されています。C型慢性肝炎、B型慢性肝炎、2型糖尿病などの患者さんがウコンを摂取したときに、命にかかわるような重い急性肝炎、劇症肝炎になったという報告です。

そのため、日本医師会監修の「いわゆる健康食品・サプリメントによる健康被害症例集」の中で、ウコンによる肝障害について注意が促されています。ウコンは、その効果を示す科学的証拠が十分にない一方で、アルコール性肝障害を進展させる可能性があるのです。しかも、命にもかかわるような重い肝障害を起こす可能性もあります。

したがって、私は飲酒の前に、あえてウコンを摂取することはおすすめしません。

ちなみに、**肝臓によいと言われているシジミ汁も、鉄分の多い食品です。ウコンと同様に、私からおすすめすることはありません。**もちろん、時々それらを飲んだからといって、命とりにつながるとは考えていませんが。

## 「ポリフェノールは体にいい」は、ワインを売りたいフランスの宣伝文句

「赤ワインが健康によい」と言われてきましたが、それは次のような物語に基づくものです。

欧米諸国では食事からとる脂肪の量が多く、動脈硬化などからの冠状動脈疾患（心筋梗塞など）による心臓死が多く見られます。ところが、欧米諸国の中で、フランスは例外的に心臓死が少なかったのです。その原因を探している中で、「フランスではワインの消費量が多いことが、心臓死の少ないことに関連しているのではないか」と考えられたのです。

そして、フランスだけではなく、スイスやベルギーなどワインの消費量が多い国では同様に心臓死が少ないことが判明しました。さらに、乳製品の消費量から、ワインの消費量にある係数をかけて引き算をして補正すると、どの国も死亡率がよく相関し、ほぼ直線上の付近にならんだのです。このことから、ワインが心臓死を減らしている

のではないかということになったのです（次ページのグラフ。S ReNaud et al. Lancet 1992）。

それでは、どうしてワインで心臓死が少なくなるのかとの研究が始まったのですが、フランスは特に赤ワインの消費が多いため、赤ワインが健康によいのではないかと話が進みます。

さらに、赤ワインには、赤い色素であるポリフェノールが多いから、それが身体によいのだろうと推論されました。そして、確かに、実験的にもポリフェノールに抗酸化作用があることが示されたのです。

このように話が進んで、「赤ワインはポリフェノールが多いから健康によい」という神話がつくられました。

ちょうどこの頃、1995年には第5次ワインブームが起きていました。健康志向の時代に「赤ワインは健康によい」というキャッチフレーズが格好の宣伝材料となり、テレビや雑誌などで頻繁にとりあげられました。

こうして「赤ワインは健康によい」という情報が、世間に広く知れわたるようになったのです。

## 「フランスは赤ワインの消費が多いから心臓死が少ない」は本当か？

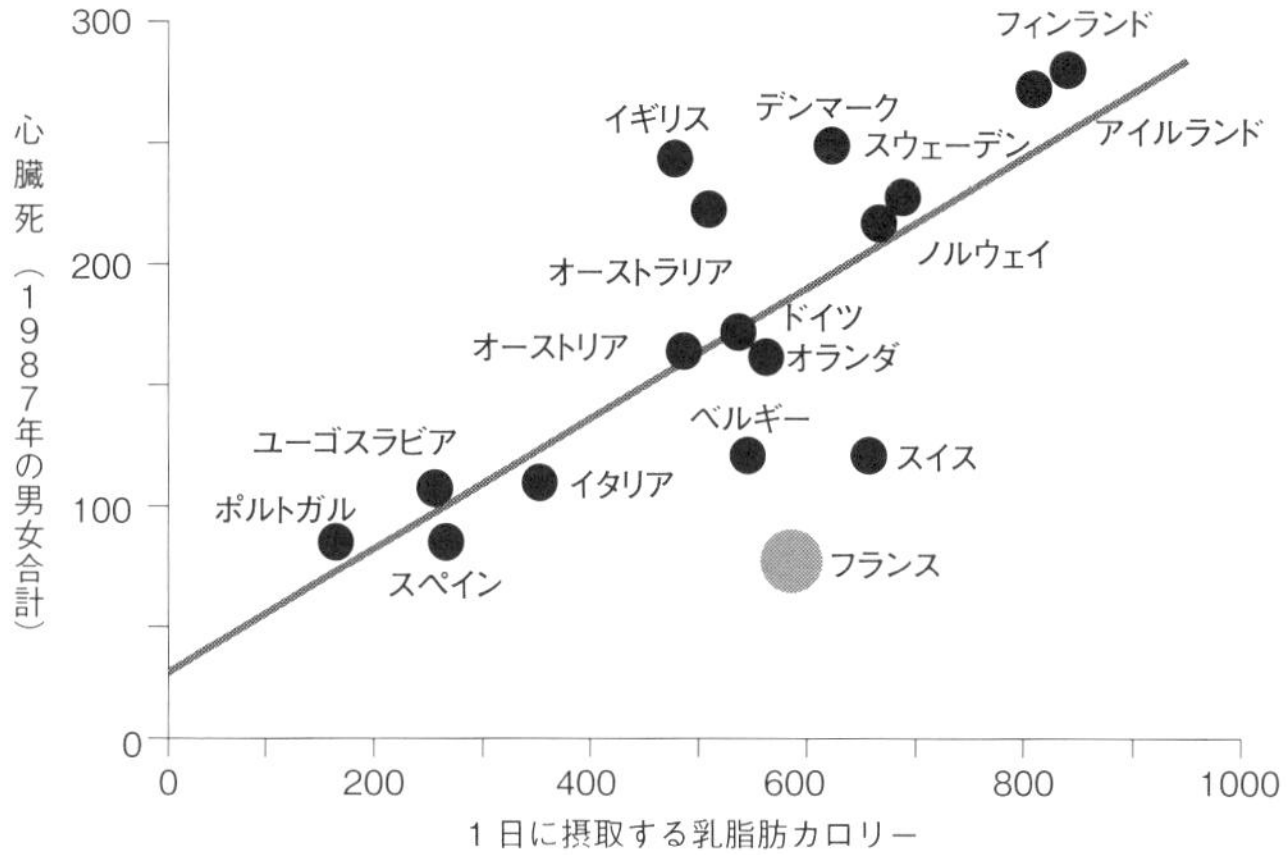


## 上のグラフをワインの消費量で補正したもの

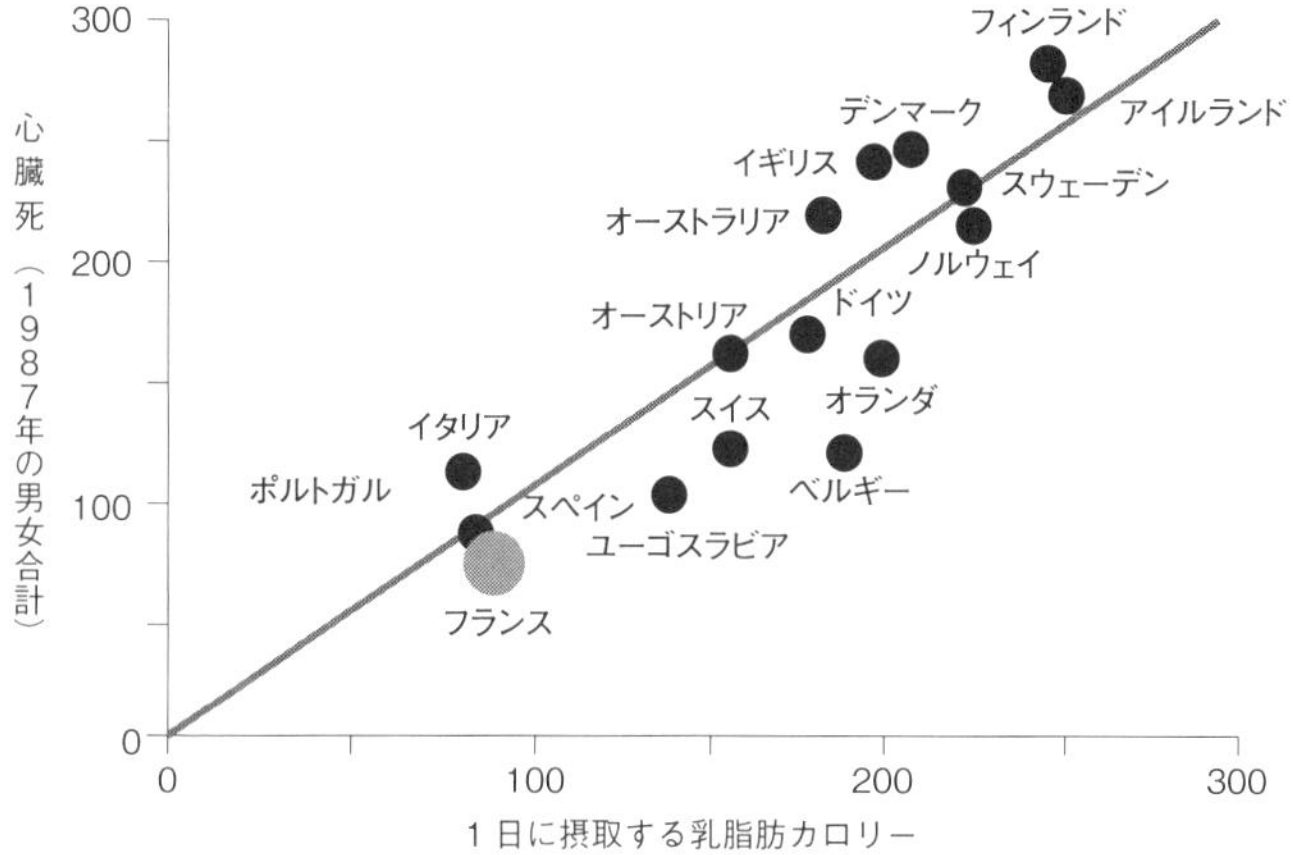


乳脂肪の摂取が多いヨーロッパの国々の中で、フランスは心臓死が少ない（グラフ上）。乳脂肪の消費量からワインの消費量にある係数をかけた数字を引いて補正すると、ほぼ一直線上に並ぶ（グラフ下）。こうして「ワインは身体にいい」との神話が生まれた。SReNaud et al. Lancet（1992年）より作成。

## アルコール自体に動脈硬化を抑える効果がある

しかし、その後の研究で、心臓死が減少するのは、赤ワインだけではなく、ウイスキーやウォッカなど、他の酒類でも見られる現象であることが明らかになりました。25ページ上のグラフからわかるように、まったく飲まない人より、適量を飲む人のほうが死亡率は低いのです。このアルコールの効果を、グラフの曲線の形から「Jカーブ効果」と呼んでいます。

心臓死を減少させる効果は、酒の種類とは関係なく、エタノールそのものの影響であったのです。

また、よく考えてみれば、フランスは心臓死こそ少ないのですが、大量飲酒によるアルコール性肝硬変やアルコール性膵炎がとても多い国です。「ワインが健康によい」などと言える状況ではなかったのです。

わが国は、欧米諸国に比べると心臓死（冠状動脈疾患死）が少なく、人口10万人あたり50人を下回っていましたが、１９９５年以降は増え続けています。**第5次ワイン**

## 飲酒と、死亡率のJカーブ（男性の場合）

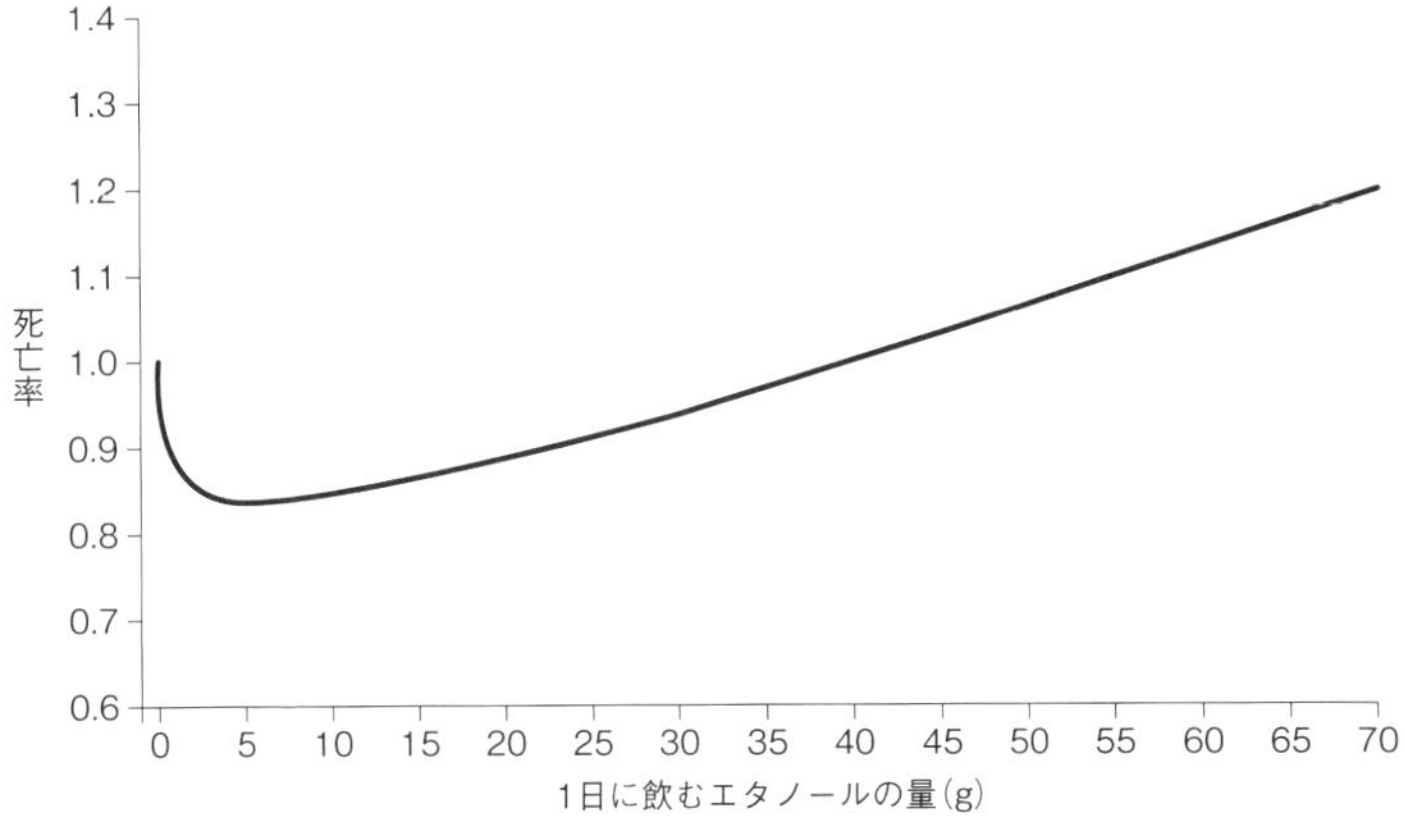


アルコールの種類にかかわらず、適量を飲み続けている人は死亡率が低い。この効果のことを、曲線の形から「Jカーブ効果」と呼ぶ。AD Castelnuovo et al. Arch Intern Med（2006年）より作成。

## 国民1人あたりの食肉消費量の推移

（肉類・魚介類の１人あたり消費量）

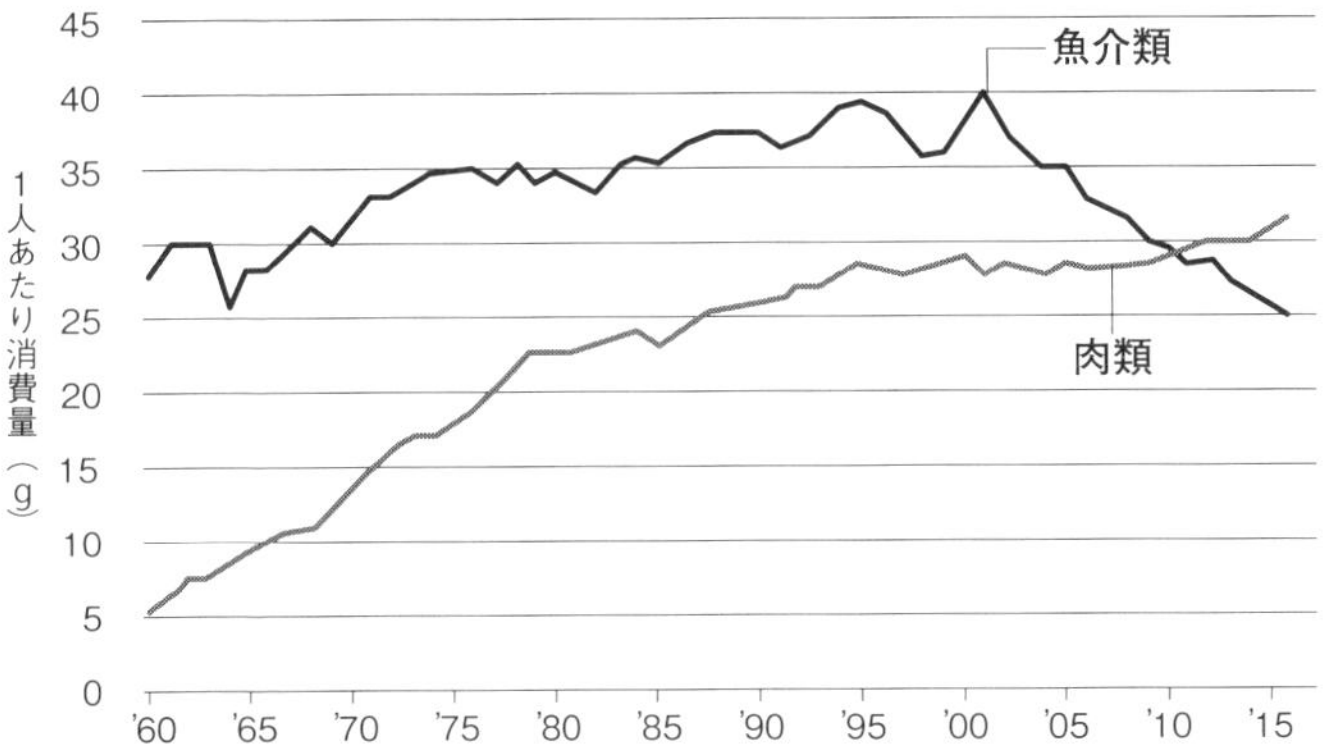


国内の魚介類の消費量は減っているが、肉類の消費量は増加している。この傾向は近年、特に顕著である。農林水産省「食料需給表」より作成。

**ブームで赤ワインの消費が増え、それが心臓死の減少につながるのではなく、むしろその後に、心臓死が増えてしまっているのです。**

その一因として、次のような推論が成り立ちます。赤ワインを飲む際には、酒に合う食事として肉類を多くとることになります。もともと日本は肉類や乳製品の消費が少なく、冠状動脈疾患死の少ない国であったのですが、「健康によいから」と赤ワインを飲もうとすると、赤ワインに合う食事を食べることになります。そうして肉類の消費が増え、心臓死が増えてしまった……というものです。

日本での心臓死の増加が、本当に赤ワイン消費量の増加に関係しているのかは明らかではありませんが、この間に肉類の国内消費は確かに増え続けています（25ページ下のグラフ）。

以上述べてきたように、フランスでは冠状動脈疾患死が少なく、赤ワインの消費量が多いという事実から導き出された、「だから、赤ワインは健康によい」という説は、やや短絡的過ぎる結論だったと言うことができます。

実験結果から、ポリフェノールに抗酸化作用があることは証明されましたが、それが飲酒者の死亡を減らすほどの効果をもつのかというと、それはまったく別問題なのです。

実際に、ワインに含まれる主たるポリフェノールであるレスベラトールは、がんや心臓疾患とは関連がないことが、その後、米国医師会の雑誌で発表されています。

動物実験によると、高脂肪食を与えたラットに対して、レスベラトールは延命効果が認められました。ですが、もし、同等量のレスベラトールをヒトがとろうとすると、毎日１０００ℓの赤ワインを飲まなければならない計算になるのです。

つまり、動物実験でレスベラトールにはよい効果があると証明されても、それを人間に当てはめようとすれば、１日で命を失ってしまうほどの大量飲酒が必要になるのです。

結局、「赤ワインに含まれるレスベラトールが心臓死を減らす」という説も机上の空論に過ぎなかったのです。このように、観察された事実から短絡的に結論を導き出し、それを強調するという間違いは、雑誌、テレビの健康番組、インターネット上の健康情報などで数多く見られます。テレビやインターネットの健康関連の記事を読むときは、このような間違いが多いことに十分注意をしてください。

また、最近、このＪカーブを否定するような論文が英国の雑誌ランセットに掲載され、アルコールは少しでも飲むと、死亡率が高まるということが報告され、話題になっています（GBD2016 Alcohol Collabolators. Lancet. 2018）。しかし、この論文は195か国のデータを集め、すべての国の全死亡率をまとめたものです。

論文を読むと、虚血性心疾患や糖尿病などでＪカーブは見られます。国によって、死亡原因の割合が大きく異なりますから、日本に住む日本人にとっては、195か国のデータがまとめられた結果を信じるよりは、日本人のデータを丁寧に分析した論文を信じたほうがよいでしょう。

わが国のデータでは、2018年にSaito E氏らの論文が英文誌に発表され、1週間に男性で450g以下、女性で150g以下の飲酒であれば、飲まない人に比べて死亡率が低いことが報告されています（E Saito et al. J Epidemiol, 2018）。

## 「飲む前に、牛乳など脂質の多いものをとると酔わない」は、真っ赤なウソ

「お酒を飲む前に牛乳を飲んでいれば、胃の粘膜が牛乳でコーティングされるから、酔いにくい」という巷の噂話があります。

しかし、これもまったく科学的常識から外れる、素人的な想像の産物でしかありません。一般の人にとっては感覚的に納得しやすい情報であるからこそ、広まってしまうのでしょう。ですが、このような実験をした科学論文は見つけることができません。

日本のあるテレビ局が、健康番組で同様の実験をした例があります。結果は、牛乳を飲んだときと、水を飲んだときで、アルコールの吸収に差はないというものでした。

酒の成分であるエタノールの特徴は、脂溶性であり、かつ水溶性の物質であることです。つまり、水にも油にも溶けやすいのです。しかも、分子量が47と小さいために、**エタノールは身体の中の細胞の膜を自由に通過し、どの臓器にも速やかに浸透します。**

**ですから、牛乳を飲んだくらいで粘膜に膜ができて吸収が抑えられるということは考**

えられません。

## 飲酒の前に食べ物をとるとアルコールの分解が早い

このテレビ番組の実験では、もう一つ重要なポイントがありました。それは、飲酒の前に牛乳を飲んだほうが、身体からアルコールが速く消えるというものでした。

この結果は科学的に納得がいきます。アルコールの分解は、空腹時よりも、食後のほうが速いのです。アルコールを分解するアルコール脱水素酵素は、ＮＡＤという補酵素があると、エタノールをアセトアルデヒドに変えることができます。空腹時には細胞内のＮＡＤの供給が少なく、食後はＮＡＤの供給が多いため、アルコールの分解速度に差が出るのです。

ですから、アルコールの分解を速くするには、牛乳に限らず、他の食事でもよかったのです。例えば、おにぎりを食べたとしても同様の結果が出たことでしょう。

ちなみに、このテレビ番組の実験を科学的に行おうとするなら、牛乳を飲んだ一群に対し、比べるべき対照の群は水ではなく、牛乳と同じエネルギーを含むブドウ糖水などを飲んでもらうべきでした。

こうした実験を行うのなら、事前に専門家と相談した上でやればよいのですが、事前に相談はなく、実験の結果が出た後で、都合のよい解説だけをつけて欲しいと専門家に依頼してくるテレビ番組が多いのです。

アルコール性肝障害を進ませる食事として、高脂肪食と鉄の過剰摂取があります。その観点から言えば、飲酒前に牛乳を飲むのではなく、脂肪分の少ない炭水化物の含まれた食事をとり、濃度の低いアルコールをゆっくりと飲むことがおすすめなのです。

# 肝臓にいいとされるレバーは、ウコン同様に鉄分が多い

「肝臓にはレバーがよい」と言われます。確かに、レバーにはさまざまな栄養素が豊富に含まれています。タンパク質、ビタミンA、ビタミン$B_1$、ビタミン$B_2$、ビタミン$B_6$などのビタミンB群、葉酸、パントテン酸、ビタミンCなどです。

中でも、とりわけ多いのはビタミンAです。脂溶性のビタミンAは、たくさんとりすぎると過剰症を起こします。また、レバーはプリン体が多いことにも要注意です。痛風を起こしてしまうかもしれません。

そして何より、レバーには鉄分も多いのです。鉄のとりすぎは、前述したように、アルコール性肝障害を進展させる可能性があります。

以上のことから、**レバーをたくさん食べることは、積極的におすすめすることはできません。**

また以前、焼き肉店などで、生のレバーを提供することが流行した時期がありました。肝臓を研究してきた医師として、生（半生でも）のレバーは絶対に食べないようにとお伝えしたいと思います。なぜなら、肝臓の中には、生きた細菌がいることが当たり前だからです。

肝臓は、小腸から吸収された栄養分が、門脈から通過する臓器です。小腸から肝臓に入る血流（門脈）には、小腸の粘膜をすり抜けた腸内細菌が入ってきます。腸内細菌をふるいにかけて、体内に入らないよう働いているのが肝臓です。肝臓で細菌を補捉し、殺菌しているのです。この肝臓の働きにより、全身には、腸からの雑菌が回らないのです。

一方で、**肝臓の中には、まだ殺菌が終わっていない細菌がたくさん含まれています。ですから、レバーを生で食べることはもってのほかです。**表面を焼いてもダメなのです。

普段、私たちが食べる食肉は多くの場合、動物の筋肉です。筋肉の中には通常、細菌は生息していませんが、食肉処理する過程で、肉の表面に細菌がつくことがあるため、肉の表面を焼いて殺菌します。しかし、肝臓は表面だけ焼いても、肝臓の中に細菌がいて殺菌しきれないのです。生や半生のレバーを食べることは避けてください。

# 「二日酔いにはビタミンCが効く」は本当か?

二日酔いのときに、ビタミン剤を飲めばよいとか、柑橘類がよいとか言われていますが、どうなのでしょうか?

これまでに述べてきたように、二日酔いへの対処法について科学的に信頼できる研究は驚くほど少なく、**「二日酔いの症状にビタミン剤が効く」と言うことはできません。**効果的な二日酔い対策は、対症療法をした上で、時間の経過を待つのみなのです。

ただし、ビタミン剤の摂取によってよくなる大酒飲みの病態として、「ウエルニッケ脳症」があります。これは、チアミン(ビタミン$B_1$)の不足によって起こるもので、ビタミン剤の静脈内投与によりかなり回復しますから、病院を受診し、ビタミン剤の注射を受けることがすすめられます。

ウエルニッケ脳症とは、長期間にわたって大量に飲酒している人で、しかも栄養の摂取が悪い(例えば、ほとんど食べないとか、インスタントラーメンだけで暮らすな

**二日酔いの症状**

| 分類 | 症状 |
|---|---|
| 全身症状 | 疲労感、弱った感じ、口の渇き |
| 痛み症状 | 頭痛、筋肉痛 |
| 消化器症状 | 嘔気・嘔吐、胃痛 |
| 睡眠、生体リズム | 睡眠不足、REM睡眠の減少、眠りが浅い |
| 感覚 | めまい、光や音への過敏 |
| 認知機能 | 注意と集中の低下 |
| 気分 | うつ、不安、過敏 |
| 交感神経活動の亢進 | ふるえ、発汗、脈拍および収縮期血圧の上昇 |

ど）人に起こりやすい病態です。症状として、①ぼーっとする、物が憶えられない、時間や場所がわからない、②物が二重に見える、眼球を外側に動かすことができずに寄り目になる、③ふらついて歩く、などが見られる場合には、ウエルニッケ脳炎が疑われます。

ウエルニッケ脳症は、ビタミン$B_1$の大量投与により症状は改善しますが、治療せずに放置すると死に至ることもある危険な病態です。また、後遺症が残ると、健忘症がひどくなり、作話をすることが多くなります。この状態はコルサコフ症候と呼ばれています。

## 二日酔いの症状は通常は24時間以内に消える

二日酔いの症状は、疲労感、衰弱、のどの

渇き、頭痛と筋肉痛、吐き気、嘔吐、胃痛、睡眠不足、心拍が速い、光や音に対しての過敏、めまいや回転感、揺れ感、集中力の低下、うつ病、不安、いらいらなど気分障害が複合したものです。時間の経過にともなって、通常、24時間以内に症状はなくなります。

しかし、遅い呼吸（8回／分未満）、不規則な呼吸、低い体温、青白い肌、繰り返す嘔吐、傾眠（意識をとどめていることが困難な状態）、意識の混乱、意識低下、痙攣発作などがある場合には、救急車を呼ばなければなりません。

## 二日酔いを避けるために何かできることは？

結局、二日酔いを予防するために一番大切なことは、飲み過ぎないことなのですが、それ以外に、症状の軽減には次のようなことが役立ちます。

**・飲酒の前後に食べる**

飲酒の前後に食べ物をとることで、胃内のアルコール濃度が低く保たれ、アルコールの吸収が遅くなって、アルコールの代謝を早めます。

**・飲む酒の種類に注意する**

醸造酒や濃い色の蒸留酒（ウイスキーやブランディーなど）は夾雑物（不純物）が多く、二日酔いの症状をきたしやすくなります。

**・水分を十分にとる**

飲酒中に水分をとることは、脱水症状にならないためと、飲酒量を減らすことに役立ちます。胃内のアルコール濃度も下がります。ただし、水分も過剰にはとりすぎない。

**・自分の限界を知り適量を守る**

自分の飲酒量の限界を知っておき、飲む前に酒量を決定して、それを守ることです。

**・ゆっくり飲む**

一気飲みなどせずにゆっくり飲むことで、適量にとどめられます。ただし、限界量としてエタノール60gは超えない。

**・複数のアルコール飲料を飲むことを避ける**

いろいろな種類のアルコールを飲むと、自分がどれだけ飲んでいるかがわからなくなります。複数の種類のアルコールを飲むことは避け、自分が決めた制限に達したらとめる。

以上が予防対策ですが、二日酔いになってしまった場合は、対症療法として次のようなことがすすめられます。

**・水やフルーツジュースを飲む**

水分をとると、脱水症状が軽減します。迎え酒は極力避けてください。より一層気分が悪くなるだけでなく、依存症への道を早めます。

**・軽食を食べる**

おにぎり、お茶漬け、ソーメン、トースト、クラッカーなど消化のよい食べ物は、血糖値を高めると同時に、胃の症状を和らげます。

**・鎮痛剤を服用する**

市販の鎮痛剤は頭痛を緩和します。しかし、アスピリンやロキソニンなど、消炎鎮痛剤（ＮＳＡＩＤＳ）は胃を刺激し、胃痛や胃炎を悪化させる可能性があります。アセトアミノフェン（カロナール®など）は胃には優しく安全ですが、アルコールを長期間大量に飲んでいた人では、通常用量でも重度の肝臓障害を引き起こすことがありますので注意をしてください。

**・ベッドで寝る**

睡眠不足があれば、睡眠をとることで二日酔いの症状は軽減します。ただし、会社や学校を休むことを繰り返していると、精神衛生上よくありません。

## チトクロームP450の働きがよい人は二日酔いにならない!?

巷では、「チトクロームP450（以下P450）の働きがよい人は、二日酔いにならない」と言われているそうです。

チトクロームP450は、薬物を分解（代謝）する酵素として研究されてきましたが、アルコールも分解することがわかったのです。アルコールを分解する主たる酵素は、アルコール脱水素酵素（ADH）ですが、長期間大量に飲んでいる人ではエタノールを代謝するP450が増え、アルコールを分解することが解明されたのです。

「P450の働きがよい人は、二日酔いにならない」と言われる背景には、「血中のアルコールが速く消えれば、二日酔いにはならない」という思い込みがあるように思われます。しかし、**アルコールの消失が速いことと二日酔いには関係ありません**。後述しますが、研究論文の中には、二日酔いを血中アルコールがゼロになったときの症状として定義していることもあります。

私の留学先であったニューヨーク市のマウントサイナイ医学部CSリーバー教授は、肝臓の細胞内小器官であるミクロソームに、薬物だけでなく、エタノールを代謝する機能があることを発見し、MEOS（ミクロソームエタノール酸化システム）と名付けました。その研究の延長上にP450によるエタノールの代謝が証明されたのです。

## 大酒家はアルコールを分解するP450が増加する

適度な量のアルコールを飲む人では、P450がアルコールを分解する割合は低いのですが、長期間大量に飲んでいると、エタノールを分解するP450（CYP2e1）が増えます。大量飲酒者ではCYP2e1が増加して、アルコールが消失する速度も速くなるのです。

ADHはいくら飲んでも増加することがないため、大酒家では相対的にP450で分解されるアルコールの割合は大きくなっています。お酒を毎日大量に飲んでいると、段々とお酒に強くなっていくのを経験しますが、それはP450によって血中アルコールの消失速度が速くなることと、脳神経の慣れ（耐性）によって説明されています。

しかし、実は、CYP2e1によってアルコールが分解されるときにフリーラジカルが発生し、これが酸化ストレスを起こす一因になり、肝障害を進展させていると考えられています。

また、CYP2e1はアセトアミノフェン（解熱鎮痛剤）も分解する酵素であり、薬物代謝を活発にしますが、その過程で薬のフリーラジカルが生じて、薬剤性肝障害の原因にもなりうるのです。

大量の酒を飲み続けるとP450が増え、アルコールの消失が速くなって、酔いが早く醒めやすくなります。しかし、これは「酒に強くなった」「酒をもっとたくさん飲める」などと言って喜んでいる場合ではありません。こうなると酸化ストレスを起こすフリーラジカルが発生し、肝障害を進めてしまうからです。むしろ、P450を増やさないような飲み方を目指さなくてはならないのです。

# 第2章

# あなたの「酒の常識」は本当に正しい？

# 「焼酎は低カロリーだからいい」と言うけれど、アル中の肝硬変患者には、焼酎好きが多い

２０００年前後から、ビールやワインに代わって酒場で人気が出てきたのが焼酎です。本格焼酎とよばれる単式蒸留焼酎は、１９７０年の日本での消費量は5万kℓでしたが、２０００年には35万kℓになり、２００７年に54万kℓとピークを迎えました。２０１７年の統計でも47万kℓです。清酒（日本酒）やビールが１９９０年代後半以降減少傾向にあるのとは対照的です（46ページ上のグラフ）。

焼酎も、ワインと同じように「健康によい」ということが宣伝文句になっています。焼酎には糖分が含まれていないため血糖値の上昇を抑える、プリン体が含まれないから高尿酸血症や痛風になりにくいなどの点があげられ、そのことによって「健康によい」と強調されてきました。

太りにくい、痛風になりにくい、そして、飲んだ翌日もすっきりしているなどが焼酎の格好の宣伝文句となり、焼酎のブームが訪れました。

確かに、蒸留酒である焼酎は糖分やプリン体は少ないのですが、だからといって太らないのか、痛風を起こさないかと言えば、疑問が残ります。肥満は、酒と一緒に食べる食事や運動不足の影響が大きく、アルコールの種類の問題だけではないのです。**高尿酸血症は、アルコール自体にそれをもたらす作用があり、ビールなどに含まれるプリン体の量が大きな影響をもつわけではないのです。蒸留酒も大量に飲めば尿酸を増加させます。**

日本痛風・核酸代謝学会が発表した高尿酸血症・痛風の治療ガイドラインには、食事療法の中で、「1日400mgを目安にしたプリン体の摂取制限」と記されています。酒に含まれるプリン体の量は、通常のビールでは1缶あたり12～25mg、大瓶1本あたり21～44mg、紹興酒は1合あたり21mgであり、それほど多い量ではないのです。

## 焼酎はアルコール度数が高く、摂取する量に注意が必要

むしろ、他のアルコール類から焼酎に代える際に気をつけてほしいのは、飲酒するアルコール量が増えてしまうことです。

焼酎などの蒸留酒は、醸造酒を蒸留してつくられるため、夾雑物と呼ばれる不純物

## 酒類課税移出数量の推移

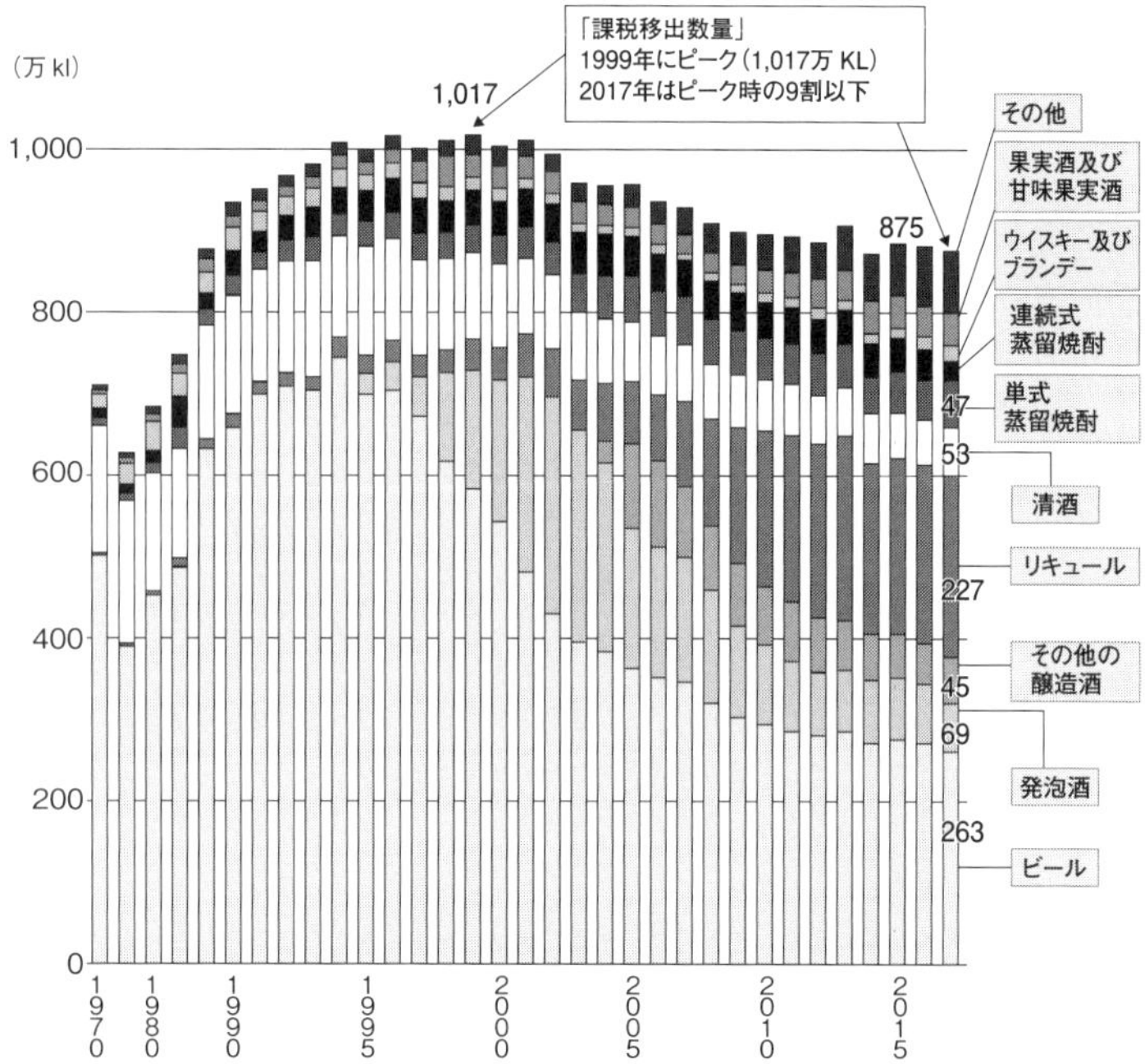


国内におけるビールや発泡酒の消費量は減っているが、焼酎は伸びている。国税庁の「統計年報」より作成。

## アルコール飲料100g中に含まれるプリン体

| | |
|---|---|
| ビール | 5.7mg |
| 日本酒 | 1.5mg |
| ワイン | 0.4mg |
| ウイスキー | 0.1mg |
| 焼酎 | 0.1mg |

アサヒビール(株)分析研究所の資料より作成。

（混ざり物）が少なく、醸造酒に比べて飲みやすいという特徴があります。そして、焼酎は安価です。そのため、飲む酒を醸造酒から焼酎に移行すると、エタノール量に換算した飲酒量が増えがちになります。

論より証拠として、かつて「アル中」と呼ばれていたアルコール依存症の人が最後に行きつく酒として、焼酎が多いのです。アルコール依存症者は、何よりも身体に入るエタノールの量を欲するためです。

もちろん、焼酎の味や香り、口当たりが好きだという人であれば焼酎を楽しめばよいのですが、「健康のために焼酎」という理由はつけないことと、適量にとどめることに注意してください。

## 焼酎は製品によってアルコール度数が異なる

焼酎に含まれるエタノール量はさまざまですから、瓶に書かれている度数を見て確かめてください。「度数 ÷ １００ × ０・８ × １００cc」が、その焼酎１００ccに含まれるエタノール量（g）です。

他のアルコール類から焼酎に移行した人は、以下の二つの点に注意してください。

**①焼酎は安価であり、夾雑物が少ないことから飲む量が増えてしまうこと。**

**②蒸留酒を濃い濃度で飲んでいる人は、食道がんなどが発生しやすくなること。**

量と濃度を抑えてこそ、「焼酎は健康によい飲み物」となるのです。

# 前夜に飲み過ぎても、一晩寝れば、もう大丈夫？

宴会や飲み会の多い金曜日の夜、午前零時過ぎまで飲んで帰宅し、少々飲み過ぎたけれど、一晩寝たからもうすっきり。「ヨシッ、これから、ゴルフへ行かなきゃ」と車に乗ろうとしていませんか？

こんな状況で運転すると、飲酒運転になってしまうから注意が必要です。

溝井泰彦氏（神戸大学元教授）らによる日本人を対象とした研究結果によると、ALDHの型などにより個人差が多少ありますが、おおよそ1kg体重あたり1時間で105mgのアルコールを分解できます。つまり、70kgの体重の人なら、1時間に約7gのエタノールが分解されることになります。

前日、午後8時から飲み始めて、摂取したアルコールが80g（4合相当）を超えていれば、そのアルコールが身体から消えてなくなるまでに約11時間かかります。前夜の夜10時まで飲んでいたとすると、8時間後の朝の6時では、まだアルコールが残っているのです。それ以上、飲んでいれば、もちろん血液中に相当量のアルコールが残っていることになります。

早朝にアルコールの検問をしていることは多くはないでしょうが、事故を起こしてしまうと、確実に飲酒運転によるものとされます。飲酒運転による事故を起こせば、懲戒免職になる職種も少なくありません。人生の破滅へと進む一歩となります。

前日に飲み過ぎたなら、「一晩寝たから、もう安心」と朝から運転をするようなことは絶対に避けてください。アルコールが消えてなくなるには想像している以上に長い時間が必要なのです。

## ゴルフ場でのランチビールも危険

ゴルフに行くと、昼食時にビールを飲んで、その後ハーフを回ってシャワーをあびて帰宅ということはありませんか。しかし、**ビール一本分のアルコールが消え去るには3時間を必要とします**。このような飲み方で車を運転して帰宅しようとすると、実は酒気帯びや飲酒運転になりかねないことを知っておいてください。

では、「3時間以上たてばよいですか」という質問も受けますが、アルコールの分解速度には個人差があります。ビール一本なら6時間以上たてばおそらく大丈夫でしょうが、「飲んだら運転しない。運転するなら飲まない」を原則としてください。

現在は、呼気のアルコール測定器（アルコール・チェッカー）がインターネットで簡単に購入できます。こうした機械で、自分のアルコールの分解能力をチェックしてみてはどうでしょうか。

どんな状態でどれだけ飲酒したとき、アルコールが消えるまでにはどれほどの時間がかかるのか、自分自身で実験し、知っておくとよいでしょう。もちろん、空腹状態か否かや、その日の体調などによってもある程度のばらつきが出ます。

# アルコールは汗に流せば大丈夫、お小水に出してしまえば大丈夫？

お酒を飲み過ぎたとき、入浴やサウナで汗をかけばアルコールが汗として出されるとか、水をたくさん飲んで小水に出してしまえばアルコールが消えてくれると考える人がいますが、もちろん、そんなことはありません。

汗や小水に含まれるアルコール量は、ほんのわずかに過ぎないのです。

汗や小水に含まれるアルコール濃度は、血中のアルコール濃度とほぼ変わりません。体重70kgの人の中には、約60％の水分＝42ℓが含まれます。実際には水分だけではなく脂肪にもアルコールは入っていくのですが、とりあえず42ℓの水分にアルコールが浸透し、拡散していると仮定します。そして、汗やお小水で出すことができるのは、せいぜい1ℓから2ℓです。身体のすべての水分42ℓから1ℓ出したとして2・4％、2ℓ出しても4・8％に過ぎません。つまり、身体の中にあるアルコール分の数％しか、大量の汗や小水では出すことができないのです。

40gのエタノールを飲んだとき、1時間で7gのエタノールが分解されますから、1時間で17・5％は分解されることになります。それに比べてみれば、汗や小水として体外に出るアルコールの量がいかに少ないかがわかるかと思います。いくらがんばっても、汗や小水から出されるアルコールでは、極めて少ない効果しかないのです。

## 飲酒してお風呂に入り、溺死する人は多い

むしろ、飲酒後にサウナ風呂や風呂に入って寝てしまうと、大変なことになります。私が病院で当直しているときに、サウナ風呂で寝てしまい、3時間ほど経過した人が救急車で運び込まれたことがあります。ひどい熱中症になっていました。あと1時間も放っておかれたら、死んでいたかもしれません。家庭の風呂で溺死することも意外と多く、1年間に約5千件もあります。その多くが飲酒と関係しているのです。

小水でアルコールを出してしまおうと過剰に水分をとることは、むくむ原因にもなりますし、血液中のナトリウムやカリウム、カルシウムなど電解質のバランスを乱すことになります。水分をとるのも、ほどほどにすることが大切です。一気にごくごく飲むのではなく、少量ずつ、何回にも分けて飲むことがおすすめです。

# 「二日酔いの原因はアセトアルデヒド」と言われるが、実際には無関係

「お酒に強い人」と「お酒に弱い人」という表現があります。その違いは、主にエタノールが肝臓内で分解されて生じる「アセトアルデヒド」の分解能力の差にあります。アセトアルデヒドの分解能力が弱く、アルデヒドが溜まりやすい人がいわゆる酒に弱い人であり、血液中のアセトアルデヒド濃度が高くなって、皮膚が赤くなったり、頭痛、動悸、吐き気などをきたすのです。

二日酔いも、頭痛や吐き気などの症状をきたすために、二日酔いは翌日に溜まったアセトアルデヒドによるものだと誤解されて、そのように解説されていることがあります。

しかし、二日酔いは、アセトアルデヒドの蓄積による症状ではありません。**二日酔いの症状は、エタノールやアセトアルデヒドの血中濃度がゼロでも見られるのです。**実際に二日酔いの人のアセトアルデヒドを測定しても、高い濃度ではありません。こ

の事実は、米国国立アルコール研究所（ＮＩＡＡＡ）の発行する小冊子にも明確に記されています。

意外に思われるかもしれませんが、実は二日酔いに関する研究論文はとても少ないのです。まず、「何が二日酔いなのか」という広く認められた定義もなく、二日酔いの研究論文を比較検討することさえ難しいのが現状です。論文の中には、二日酔いを血中アルコール濃度がゼロになったときの症状として定義していることもあります。アルコール濃度がゼロでなくても二日酔いの症状は出るのですが、ゼロになったときと定義して研究すれば単純化しやすいからです。

酒好きにとっては、残念なことですが、二日酔いを抑える方法を研究した科学論文はほとんどありません。なぜなら、二日酔いの予防や除去方法を開発することは、結果として過剰飲酒につながり、それは最終的に健康を害することになるからです。研究者の間では、二日酔いの治療を研究することは、悪魔のための科学のように感じられるのです。

## 健康番組を装った娯楽番組の情報は、信用しないこと

二日酔いの原因をアセトアルデヒドとするように、飲酒が身体に悪い理由や症状、障害の発生する仕組みを単純化し、何でもかんでもアセトアルデヒドのせいにしたがる風潮があります。そうして「二日酔いはアセトアルデヒドによるもの」という噂話が定着してしまうと、それを訂正することは大変難しくなります。

あるテレビ局の番組で、二日酔いをとりあげたいからと、私の研究室にディレクターが取材にきたことがありました。そのとき、私がいくらアセトアルデヒドが二日酔いの原因ではないと話しても、理解してもらえませんでした。

インターネット上などに、二日酔いはアセトアルデヒドの蓄積によるものだという情報があふれているためです。一度、そういう記事が出てしまうと、それを孫引きして、同じような内容の記事がどんどん増えていきます。テレビ局の取材は、そんな情報をもとにストーリーが組まれてしまっていたのです。今さら二日酔いはアセトアルデヒドの蓄積によるものではないと言われても、そんな常識（噂話？）に反することは放送で流せないと言うのです。

しかし、テレビの影響力は大きいので、そんな趣旨で番組がつくられてしまったら、世の中に間違った知識がますます広がることになります。そう考えて、私は、それ以上、その番組への協力はできないと断りました。

多くのテレビ番組が、綿密な取材も調査もしないで、若いスタッフが素人考えで企画を進めているのが現状です。インターネット上で仕入れた情報を安易に組み合わせ、とりあえず素人受けすればよいという形で制作されます。特に、民放の娯楽番組ではその傾向が強いようです。比較すると、ＮＨＫの番組は時間をかけ、よく取材され、吟味されてつくられていると感じます。

健康番組らしき娯楽番組で、「何か一つだけ実行すれば、○○によい」「何か一つだけ食べれば△△によい」などと、単純なメッセージを伝えているものは間違いが多いのです。そうした娯楽番組では、テレビ向けにとってつけた理屈が述べられ、科学的であることを装ってはいますが、本当に科学的な内容は決して多くありません。その番組が娯楽番組なのか、科学番組なのかを、よく確かめてください。

# 「飲酒をしたら、薬を飲んではいけない」と言われるのは、なぜか？

「飲酒をしているときには、薬を飲んではいけない」と言われます。「薬をアルコールで飲むなんて、絶対ダメです」と言い切る薬剤師もいます。それでは水でお薬を飲んだ後に飲酒をするとどうなるのでしょうか？

ここでは、そんな問題を考えてみたいと思います。

例えば、朝、血圧の薬を飲んだけれど、それから12時間以上たった夜なら、アルコールを飲んでも大丈夫なのでしょうか？

高血圧の薬は1日1回、朝に飲むことになっていますが、これは薬の半減期が長く、効いている時間が長いからです。したがって、朝に薬を飲み、夕方に血中濃度を測ると、一定のレベルで血中に薬が存在しています。つまり、朝の薬は夜にも残っており、そこで飲酒すると、アルコールと薬が身体の中に同時に存在することになるのです。

「薬が身体の中にある間は、飲酒は一切ダメ」というのであれば、おそらくメタボリックシンドロームで服薬中の患者さんの大部分が、お酒は飲めないことになります。それでも、実際にはお酒を飲んでいる人が多いのではないでしょうか。それについて、主治医やかかりつけの薬剤師に聞いてみたことはありますか？　大丈夫だと言われていますか？

医師や薬剤師に聞くと、「酒は一切ダメ」と言われるかもしれないから、あえて聞かないという人もいるでしょう。確かに、医師や薬剤師には、聞かれたらダメだと答えている人が一定数いるだろうと思います。そう答えておいたほうが安全ですから。

## アルコールと薬物を同時にとるとどんな悪いことが起きるのか

しかし、メタボのために薬で治療中の人でも、お酒を飲むことができる場合もあります。ただし、そのためには、いろいろな条件がつきます。そして、このような問題では、絶対に安全ということはなく、確率的に比較的安全だからと考えなければなりません。

それでは、薬を飲んでいるときになぜ飲酒をしてはいけないと言われるのか、その理由を、大きく5つに分けて説明したいと思います。

①薬の副作用が多くなること
②薬の効き目が悪くなること
③精神症状が出てしまうこと
④アセトアルデヒドによる症状が出てしまうこと
⑤薬を処方されている元の病気に、アルコールが悪い作用をもつこと

## ①と② 薬物の血中濃度に影響が出る

アルコールは、薬理学的には薬剤の一つとして考えることができます。肝臓のミクロソームで、薬物と同じような経路で分解される、人体にとって異物だからです。そのため、アルコールは他の薬剤と相互作用を起こしやすいのです。

アルコールは主にアルコール脱水素酵素（ＡＤＨ）で分解されますが、一部はミクロソームのＰ４５０で分解されます。Ｐ４５０は、薬物を分解する酵素です。長期間大量に飲酒をしている人は、肝臓内のＰ４５０の量が増えます。Ｐ４５０が増えることは「誘導される」とも言われます。

**Ｐ４５０がアルコールで誘導されると、そのＰ４５０で分解される薬物の消失が速くなります。つまり、同じ量の薬を飲んでいても、薬の血中濃度が低くなりやすく、効きにくくなるのです。**

また、薬物がＰ４５０で分解されるとき、その途中で生じる中間代謝物が、副作用を起こすこともあります。例えば、アセトアミノフェン（カロナール®）はアルコールで誘導されるＰ４５０２ｅ１によって分解され、フリーラジカルになって肝障害をきたします。そのため、大量に飲酒する人では、アセトアミノフェンによる肝障害が生じやすいのです。ここまでは「誘導」の問題です。

また一方で、**薬とアルコールが体内に同時に存在すると、それぞれがＰ４５０によって分解される過程で競争をして、他方の分解を抑えてしまいます。そうなると、薬物の消失速度が遅くなり、薬剤の血中濃度が高いままにとどまります。その結果、副作用が多くなるのです。**

例えば、精神安定剤や睡眠薬の一つであるジアゼパムは、アルコールと一緒に存在すると、いつまでも血中濃度が高いままとなり、効果が長引きます。血中濃度が高いままで次の服用時間に服用すると、さらに高い濃度になります。これを繰り返していると、薬物の血中濃度がどんどん高くなってしまうのです。そして、意識がもうろうとしたり、認知症が進んでしまったりします。

このように、アルコールと薬物は代謝面で相互作用をもつために、副作用の出現が予想しづらくなり、安全に薬を飲むことが難しくなるのです。

しかも、アルコールは何十gという単位で飲まれます。通常、薬物は何㎎という単位ですから、薬物に比べて、アルコールは3桁以上の濃い濃度で大量に存在していきます。

毎日一定量の酒を飲んでいる人なら、薬物の血中濃度もバラつきにくいのですが、アルコールを大量に飲む日と飲まない日がある人では、薬物の血中濃度が日によって大きくばらつく結果になり、副作用が出やすくなります。

例えば、血が固まることを抑制する薬ワルファリンは、肝臓で代謝される速さによって血中濃度が決まるため、他の薬やアルコールなどの影響を受けやすいことが知られています。

アルコールを長期間飲んでいる人では分解されやすく、アルコールが血中に高いときには分解されにくくなり、薬の調整が難しくなるのです。効き過ぎると出血を起こし、効かないと血栓症を起こしてしまうのですから、命にかかわってきます。

## ③中枢神経系への効果の相互作用

アルコールと薬物は、脳に対する効果面でも相互作用を生じます。例えば、風邪薬や鼻炎などに使われる抗ヒスタミン剤などは、飲むと眠気をきたします。それとアルコールが同時に存在すれば、突然強い眠気をもよおしたり、仕事の完遂能力を低下させたりします。もちろん、そんな状態で車を運転すると、重大な事故や命とりにつながります。

睡眠剤を服用しながらアルコールを飲んでしまうと、夜中にトイレに行こうとして転倒したり、階段で足を滑らせるなど、骨折や頭部打撲の原因にもなります。特に高齢者は、転倒して大腿骨頸部骨折などすると、それ以降歩けなくなり、一気に命を縮めてしまう場合もあるのです。抗うつ薬、オピオイド、鎮静剤なども、アルコールとのこのような相互作用があるために、一緒に飲むことをすすめられないのです。

## ④アセトアルデヒドを介する作用

4番目の理由は、特殊なものです。アルコールが分解されるとアセトアルデヒドが生じますが、このアセトアルデヒドを分解する酵素を、薬物が抑えてしまうというものです。そのために、アセトアルデヒドによる症状として、顔面の紅潮、頭痛や吐き気、動悸などが起きてしまいます。嫌酒薬とよばれるシアナミドは、その効果を断酒のために使っています。また、抗菌薬などでこのような副作用が出るものがあります。

## ⑤薬を処方している元の病気に対するアルコールの影響

最後に飲酒が反対される理由は、薬を処方している対象の病気に対して、アルコールそのものが悪い作用をもたらすから、というものです。

例えば、高血圧について考えてみます。アルコールは長期間飲んでいると高血圧をもたらすことが知られています。したがって、高血圧の薬を飲みながらアルコールを飲むことには本来矛盾があるのです。

一方で、アルコールはHDLコレステロールを増やす影響もあり、最終的に心臓病死を減らす効果もあるので、高血圧があっても飲んでよいという考え方もできます。

糖尿病も食事療法が大切ですが、アルコールを飲むと食事量がコントロールしにくくなる人がいます。また、アルコールを飲んでいると、身体の中での糖新生が抑えられて、低血糖発作を起こしやすくなります。糖尿病薬を服用している場合、低血糖発作は恐ろしい副作用の一つなので、「お酒は飲まないほうがよい」とアドバイスされるかもしれません。一方で、「適度のアルコールは、糖尿病の発症を減らす」という報告もあります。

脂質異常症に関して言えば、アルコールを飲むと中性脂肪を増やします。よって、血中の中性脂肪（トリグリセリド）が高くて、そのための薬を飲んでいる人は、飲酒量を減らすことをすすめられるでしょう。

一方、コレステロールに関して言えば、適量のアルコールはＨＤＬコレステロールを増やす効果が期待できるので、飲んでよいという考え方もできます。

肥満の薬を飲んでいる人は少ないと思いますが、このような人は食べることをコントロールするのが難しいために肥満になっています。アルコールが入ると、食事のコントロールは一層難しくなります。そのような理由で、アルコールは飲んではいけないとアドバイスされるかもしれません。

このようにさまざまな理由により、薬を飲んでいるときには、アルコールは飲まないほうがよいと言われるのです。そして、「薬とアルコールの同時摂取は厳禁」などと言われてしまうのです。

以上が、薬とアルコールの相互作用の問題です。ややこしい話ではありますが、アルコールと薬の副作用が一筋縄ではいかないことは理解していただけたと思います。

Column

# 自分の常備薬は、アルコールと飲んでも大丈夫？

前項を読んで、「自分が飲む薬はいったいどうなのだろうか？」と考えられたのではないかと思います。

急性の病気のときは、服薬中には酒類を飲まないことを原則としてください。しかし、慢性病の薬に関しては、アルコールとの相互作用を十分にチェックした上で、慎重にならアルコールを飲むことができる場合もあります。

薬とアルコールの飲み合わせは多様であり、すべてを知ろうとすることは無理です。しかし、自分の飲んでいる薬だけでも、アルコールとの飲み合わせについて知りたいと考えたなら、今はインターネット上で簡単に情報を得ることができます。

まず、患者向けに医薬品ガイドが公開されています。独立行政法人 医療品医療機器総合機構のホームページから、患者向け医薬品ガイドへと進み、ご自分の薬を探してみてください。

## ネットで薬の情報を検索できる

例えば、脂質異常症の薬「リピトール」をひいてみると、

【この薬を使う前に、確認すべきことは？】
○次の人は、この薬を使用することはできません。
・過去にリピトール錠に含まれる成分で過敏症のあった人
・肝臓の代謝機能が低下していると考えられる以下のような人 急性肝炎、慢性肝炎の急性増悪、肝硬変、肝癌、黄疸・妊婦または妊娠している可能性のある人および授乳中の人
・テラプレビル（テラビック）、オムビタスビル・パリタプレビル・リトナビル配合剤（ヴィキラックス配合錠）、グレカプレビル・ピブレンタスビル配合剤（マヴィレット配合錠）を使用している人
○次の人は、慎重に使う必要があります。使用を始める前に医師または薬剤師に告げてください。

・肝臓に障害のある人、または過去に肝臓に障害があった人、アルコール中毒の人・腎臓に障害

と記載されています。このように調べてみると、この薬は適度の飲酒なら可能であろう……などと読みとれるでしょう。ぜひご自分の薬をチェックしてみてください。

また、グーグルで「薬名」と「添付文書」をキーワードに検索すると、その薬の添付文書情報にたどり着きます。自分が処方されている薬の添付文書を探してみましょう。

現在、わが国では添付文書を電子化し、公開することが義務づけられているので、誰でも見ることが可能です。添付文書は本来専門家向けに書かれており、若干難しい専門用語も使われていますが、目的によって項目を選んで読めば、一般の方でも十分に理解できるものです。

添付文書を見ると、「使用上の注意」という項目があります。その中に相互作用について書かれています。そこに「アルコール」と出てくれば、要注意です。

例えば、メトロニダゾールという薬の添付文書を見ると

> 3・相互作用　併用注意（併用に注意すること）
> 【薬剤名等】アルコール
> 【臨床症状・措置方法】腹部の疝痛、嘔吐、潮紅　があらわれることがあるので、投与期間中は飲酒を避けること。
> 【機序・危険因子】本剤はアルコールの代謝過程においてアルデヒド脱水素酵素を阻害し、血中アセトアルデヒド濃度を上昇させる。

と書かれています。アルコールも薬剤の一つとして、薬剤の相互作用の中で、副作用やその機序が書かれているのです。

慢性病のために常用薬をもっている人は、自分の薬をチェックしておくことをおすすめします。その上で、医師や薬剤師にも相談をし、お酒を飲んでよいかどうかを確かめてください。

# アルコール・アレルギーって、本当にあるの？

アルコールを飲むと、喘息や蕁麻疹《じんましん》など、アレルギー反応を起こすことがあります。それで、「自分はアルコールにアレルギーがある」と考えている方がおられるかもしれませんが、医学的に言うと、それはエタノールに対して抗体ができて生じるアレルギーではありません。**このようなアレルギー症状は、ヒスタミンによるものが多いのです。**

ヒスタミンは炎症を起こす物質の一つであり、痒みや、毛細血管の拡張や透過性を上げる効果があります。ヒスタミンが分泌されると顔が赤くなったり、血管内の白血球や物質が血管外に出て、炎症の場に集まってきます。炎症を起こした場所には、ヒスタミンを介してむくみが出るのです。

## アルコールでヒスタミンが増える

飲酒によってこのヒスタミンが増えますが、それはなぜでしょうか。

一つ目の理由は、アセトアルデヒドです。アルコールを飲むと、分解されてアセトアルデヒドが生じます。このアセトアルデヒドがヒスタミンを増やしてしまうのです。アセトアルデヒドは、マスト細胞（肥満細胞）を刺激してヒスタミンを血中に放出させます。また、ヒスタミンは、ジアミンオキシダーゼという酵素で分解されますが、アルコールが分解されてできるアセトアルデヒドは、このジアミンオキシダーゼ酵素によるヒスタミンの分解を抑える働きをするのです。

こうして、ヒスタミンを増やす反応が気管で起きてしまうと、喘息が起こることになります。アセトアルデヒド脱水酵素（ＡＬＤＨ）の活性が弱い人は、アレルギー反応を起こしやすいのです。

二つ目の理由は、アルコール飲料に含まれているヒスタミンです。

特に、赤ワインや白ワイン、シャンパン、ビールなどは、製造の過程でつくられたヒスタミンが含まれています。それが、鼻腔から喉頭までの上気道に炎症を起こし、クシャミや鼻炎、かゆみ、赤ら顔、頭痛や喘息などといった症状をきたすのです。

また、個人によっては、ワインに含まれるアミン類や亜硫酸塩も喘息の原因になります。

ワインやシャンパン、ビールなどでアレルギー症状を起こしやすい人は、ジンやウォッカなどの蒸留酒を飲むほうが症状は出にくいのですが、かといって、蒸留酒をロックで飲むなどして濃いアルコールが大量に入ると、アセトアルデヒドからのヒスタミンが身体の中でつくられることになりますから、量を超えてはいけません。

# 第3章

# 酒を飲むなら知っておきたい肝臓病の基礎知識

## 肝臓は「沈黙の臓器」だから自覚症状はない

肝臓は予備能力（ある機能について、最大能力と通常の生命活動を営むのに必要な能力との差）が大きいため、少々機能が低下しても、ほとんど自覚症状はありません。そのため、「肝臓は沈黙の臓器」と呼ばれているのです。

肝臓病の典型的な症状である、身体が黄色くなる黄疸や、腹水、意識障害（肝性脳症）が出るのは、肝臓の機能が相当低下した後です。

一方、軽い症状として、だるい（疲労感）、すぐに疲れる（易疲労感）、やる気が出ない（倦怠感）などが、肝炎の症状としてよくとりあげられます。ところが、これらは肝臓病以外の患者、特に高齢者でも頻繁に見られるため、その症状が肝臓からくるものなのか、それ以外の原因によるものかを見分けることは難しいのです。

## 「だるい」「昼食後に眠い」は肝臓病の初期段階かも!?

脂肪肝は、アルコール性肝臓病の最初の段階で現れる病態であり、肝臓の機能はかなり保たれていると考えてしまいがちです。そのため、ほとんど自覚症状はないと考えてしまいがちです。実際、自覚症状を訴えて診療に訪れる脂肪肝の患者さんは少なく、検診など血液検査で肝機能異常を指摘されて来院するケースが多いのです。

ところが、血液の検査異常で来院された患者さんも、医師が詳しく話を聞くと、「疲れやすい」「昼食の後に眠くなる」などといった症状を訴えることがあります。

**脂肪肝は多くの場合、急激に出現する病態ではなく、徐々に訪れる変化であるためにその症状を自覚しにくいのです。**しかし、健康であった頃と比べてみれば、最近は疲れやすくなっている、昼食後に眠くなるといったことを自覚できるのです。

C型ウイルス性肝炎は、現在では経口薬で治療できる病気になりました。慢性肝炎としては軽く、ほとんど肝機能検査に異常がなかった人でも、治療によって肝炎ウイルスが消失すると、「疲労感がなくなった」と告白する患者さんがいます。このような患者さんは、ウイルスが消えたことで、心理的に自分の身体に対して自信をもてるようになり、そう感じるのかもしれませんが、実際に肝臓機能の回復と自覚症状の消失は関係しているのかもしれません。

以上述べてきたように、疲労感や易疲労感などの自覚症状は主観的なものであり、症状だけでは病状の評価は難しいのです。そして、典型的な肝臓の症状である、黄疸や腹水、意識障害などが出たときには、もうすでに肝臓の機能が極度に落ちてしまっていることに注意しなければなりません。

## 成人の3人に1人は肝機能障害!!

わが国の人間ドック学会の全国集計によると、肝機能障害が指摘された人は33・7%に上ります。これは3人に1人の高確率で（2014年）、人間ドックの検査で発見される異常のある項目として、トップの地位を占めています。

2位以降は、高コレステロール血症が33・6%、肥満29・9%、耐糖能異常24・4%、高血圧23・9%と続きます。これらの異常率は、全国集計が始まった1984年より一貫して増加傾向を続けています（78ページのグラフ）。

### この30年間で肝機能障害が増えている

労働安全衛生法では、職場健診として、雇用者が労働者に検診を受けさせることが義務づけられています。厚生労働省（厚労省）が発表する職場健診の集計結果では、

## 生活習慣病関連項目の異常頻度

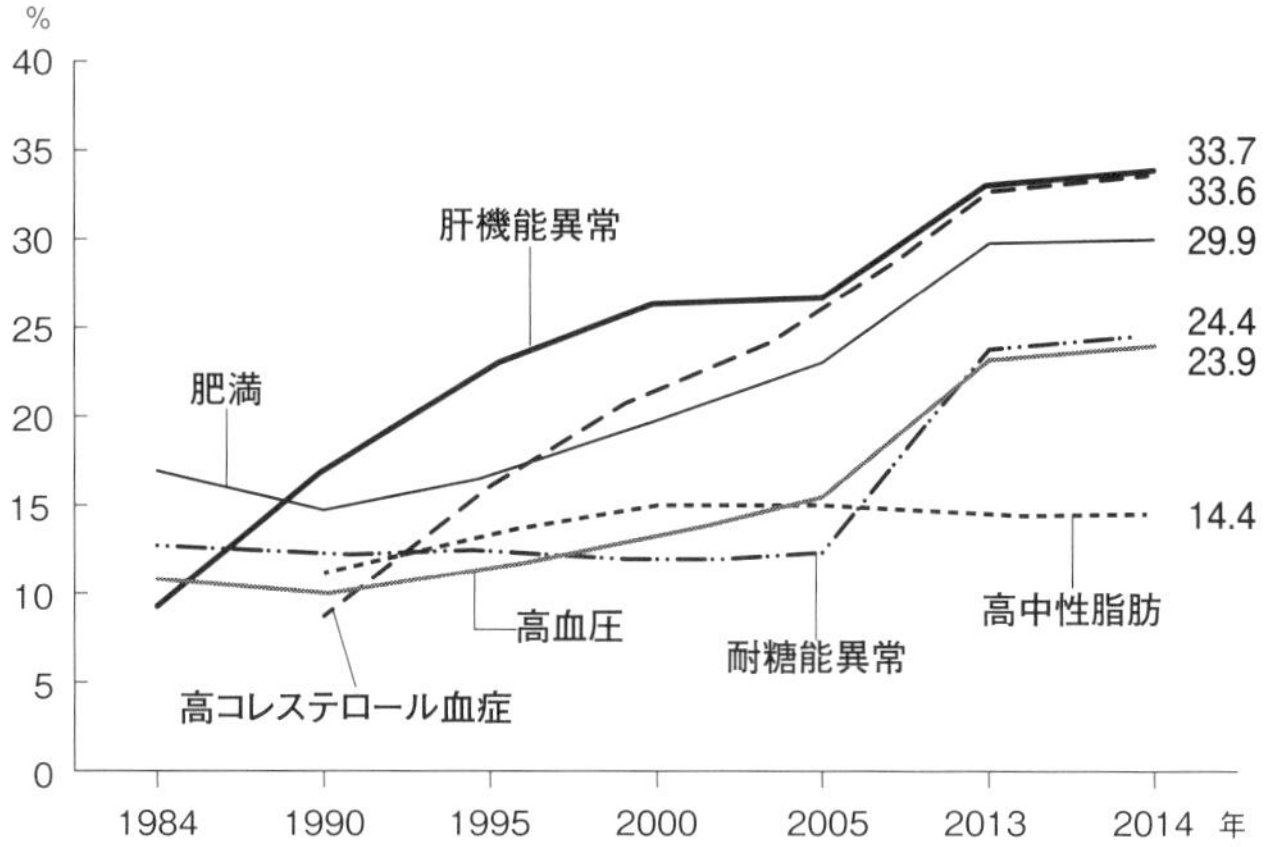


全国の人間ドック健診で見つかった異常項目の推移。肝機能障害、高コレステロール血症、肥満が上位3位を占める。人間ドック学会 人間ドック健診統計調査委員会報告（2014）より作成。

肝機能検査は15・2%と、7人に1の検査異常率です。血中脂質異常の32%、血圧高値の15%台と並んで、高率で異常を示す項目となっています（2017年統計）。

　これらの検査項目の異常率は、1990年頃から急激に増加してきています。2017年と1991年を比較すると、肝機能検査異常は10・1%だったのが15・2%へ、血中脂質異常は13・6%だったものが32・0%へ、高血圧は7・7%だったものが15・7%へと、大きく増加していることがわかります（79ページのグラフ）。

　本来、健康だと思って受診する人の中で、これだけ高率な異常が発見され

## 定期健康診断の項目別所見率

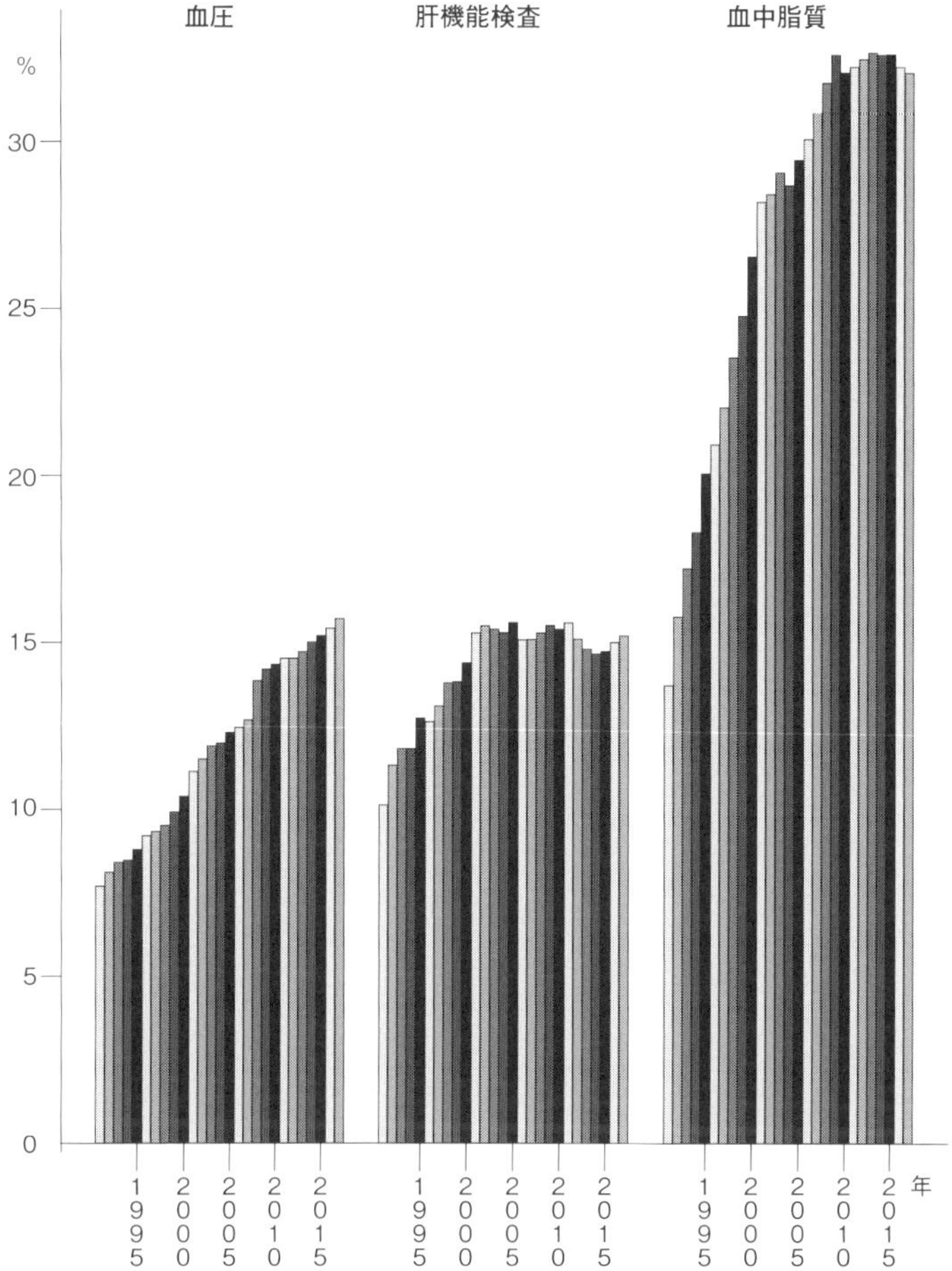


職場健診での所見率は、肝機能検査や血中脂質検査、血圧高値などが、1990年頃から異常率が伸びている。厚生労働省の資料より作成。

るのですから、この問題は個人の問題としてより、社会全体の問題としてとらえる必要があります。

では、なぜ、これほど日本全国で肝機能異常が急激に増加してきたのか、次項より考えてみたいと思います。

# 肥満になると脂肪肝になりやすい

１９９０年代からの30年弱の短期間に、日本人の肝機能障害が急増しました。これは何も日本人の遺伝子に変化が起きたわけではありません。環境の変化や生活方法の変化がもたらした肥満が、大きく関係しています。

83ページのグラフは、１９８３年から２００３年にかけての肥満の増加を表しています。20年の間に、男性の肥満が大きく増加し、ＢＭＩが25超の肥満が30％を超えてきています。その後、肥満は増加していませんが、２０１７年の統計でも、男性は30・7％　女性21・9％という高値にとどまっています。そして、この間に脂肪肝も増加してきています。

誤解が多いために一つ強調しておきたいのは、この期間に日本人の炭水化物の摂取が増えたわけではないことです。むしろ減少しています。摂取エネルギー量も、急速に増加したわけではありません。

では、肥満が増加した原因は何かと言えば、摂取栄養素の構成の変化と、運動不足です。食事では、肉類や脂肪、単純糖類の摂取が増加しています。

もっとも、肥満の増加はわが国だけで起きている現象ではなく、世界的なものです。意外に思われるかも知れませんが、開発途上国でも肥満は増え続けているのです。

1988年に、世界保健機構（WHO）はメタボリックシンドロームの診断基準を発表しました。これは、内臓肥満と高血圧、脂質代謝異常、糖尿病が重なって現れることで、心臓や血管など循環器の疾患による死亡が増えることが、世界的に注目されたことを受けてのことです。

脂肪肝は、肥満、糖尿病、脂質代謝異常などと重なって現れることが多く、メタボリックシンドロームと密接に関連しています。そのため、わが国でメタボリックシンドロームをチェックする特定健診に、腹囲、血圧、血糖、脂質だけでなく、肝機能検査も入っているのです。

## お酒を飲まない人にも肝臓疾患が増えている!?

大量に飲酒する人では、脂肪肝が肝硬変への出発点になるために要注意とされてき

## わが国の肥満（BMI25以上）の増加

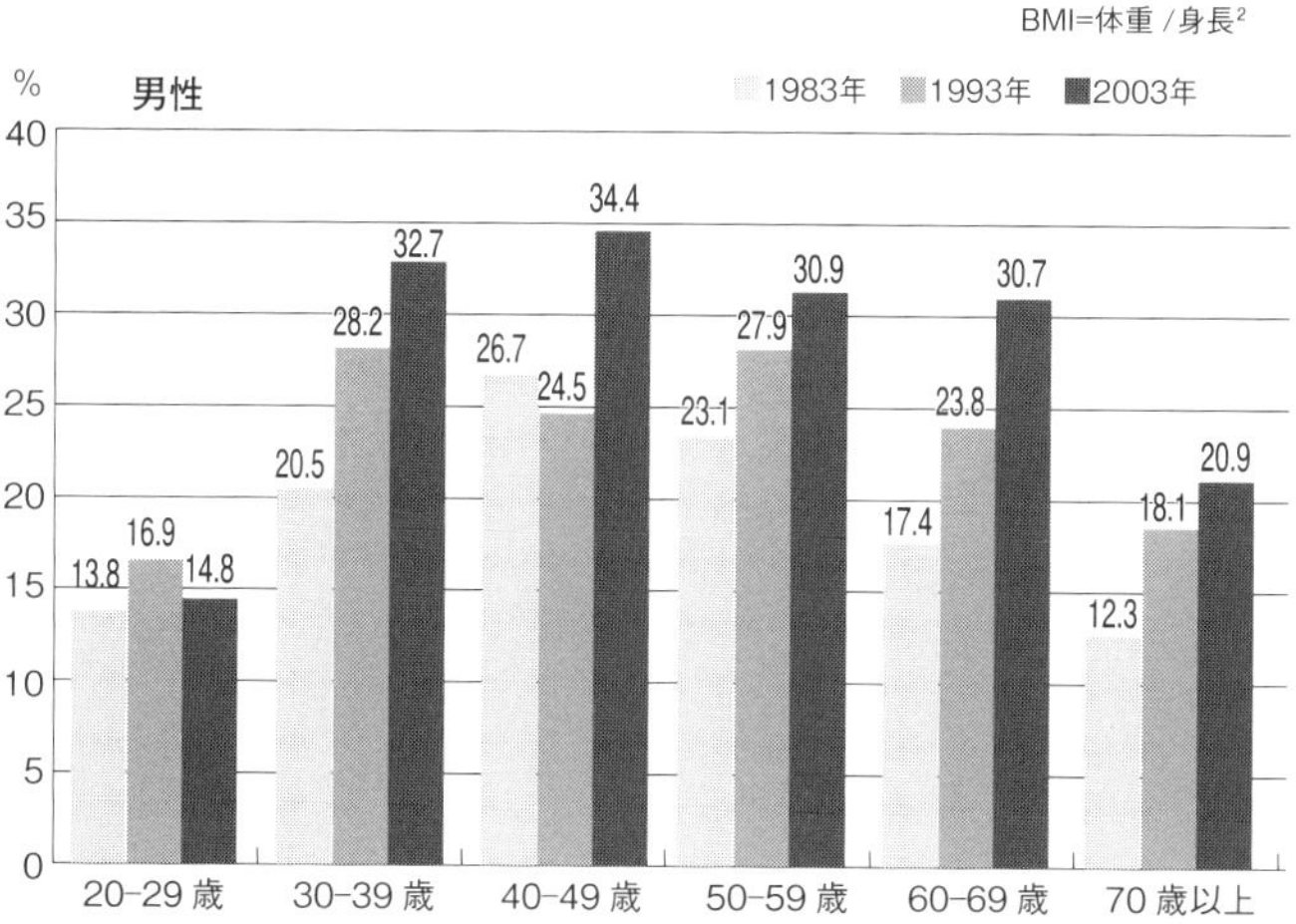


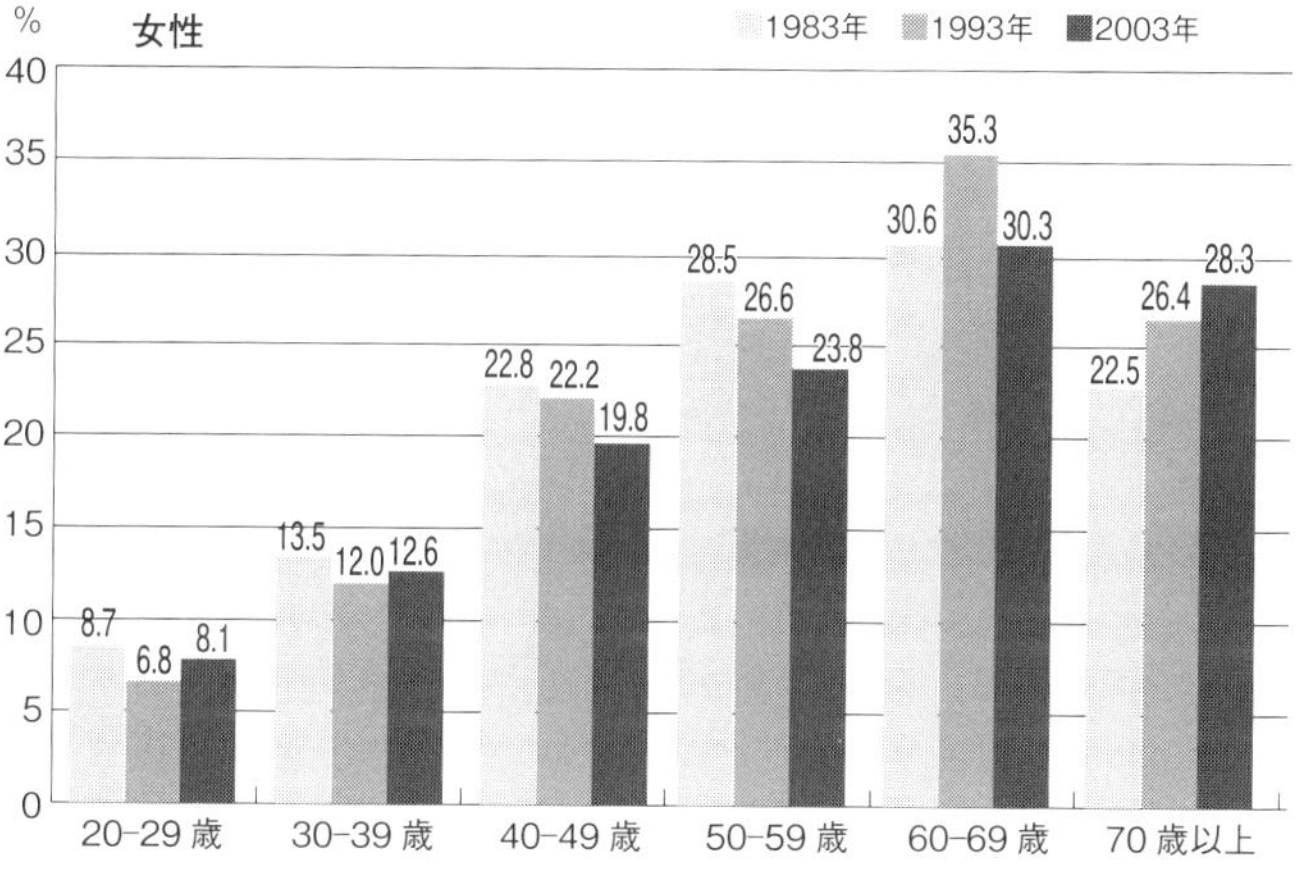


すべての年代で肥満が増えている。女性は、20～30代では少ないが、50歳を超えると急に肥満が増える。厚生労働省「平成15年国民健康・栄養調査結果」より作成。

ましたが、それほど飲酒しない人では、肥満や糖尿病からくる脂肪肝は単純脂肪肝と呼ばれ、生命にはさほど影響がない病態として軽視されていました。

ところが1980年代より、**非飲酒者の脂肪肝の中に、肝臓に炎症が生じて線維が増加し、肝硬変にまで進行していく病態があることが注目されるようになりました。**これはNASH（非アルコール性脂肪性肝炎）と命名されました。

非飲酒者の脂肪肝を総称してNAFLD（非アルコール性脂肪肝疾患）と呼び、炎症や線維化をきたし、肝硬変に進行する病態をNASHとして、現在、世界で精力的に研究されています。

わが国の人間ドックや職場検診で指摘される肝機能検査異常の大部分はNAFLDです。そして、その一部がNASHなのです。NASHは、肝臓に針を刺して検査をする肝生検でないと診断できないため、わが国でNASHがどれほどの割合なのかはよくわかっていません。米国の研究ではNAFLDの1割が、NASHであると報告されています。

ちなみに、非飲酒者とは、「1日に飲むアルコール量が20g以下」の人として定義されています。しかし、これはNAFLDを研究するための規定です。個人のレベルで考えるなら、アルコール性と非アルコール性を厳密にわけても意味がありません。

つまり、1日に20〜40g以上の酒を飲み、肥満、糖尿病や脂質異常のある人は、アルコール性＋非アルコール性の変化が加わっている状態と解釈することができるからです。

こうした人は、「肥満」と「飲酒量」のどちらからアプローチしても効果が出ます。むしろ、アルコールを減らしながら、体重を減少させることが一番効果的なのです。

酒を飲む人は生活習慣の改善により、肥満や糖尿病、脂質異常などを積極的にコントロールすることが、肝臓を悪くしないために有効なのです。

## アルコールで肝細胞の周りが線維化して肝硬変になる

アルコールや肝炎ウイルスなどが原因となり、肝細胞が壊されると、その周辺で炎症反応が起きて、肝細胞が壊されたスペースを埋めるように、線維が増えていきます。こうして、肝細胞の周りを取り囲むように線維が増えた状態が「肝線維症」です。

さらに線維が増えると、太い線維の束が、いくつかの肝細胞のかたまりを囲む状態になります。これが「結節」と呼ばれる状態で、肝臓を表面から観察しても、ゴツゴツとしてくるのです。この結節が出てきた状態が「肝硬変」です。

肝硬変になると、肝細胞が壊されて、そこに線維が増えて置き換わるため、肝細胞の数そのものが減っています。さらに、太い線維の束で囲まれ結節がつくられた状態になると、肝細胞に血液が行き届きにくくなり、酸素や栄養素が不足します。それらの結果、肝臓全体の機能が低下していくのです。

肝硬変では、黄疸や肝性脳症、腹水などの症状が出る前の状態を「代償性肝硬変」

**健康な肝臓**

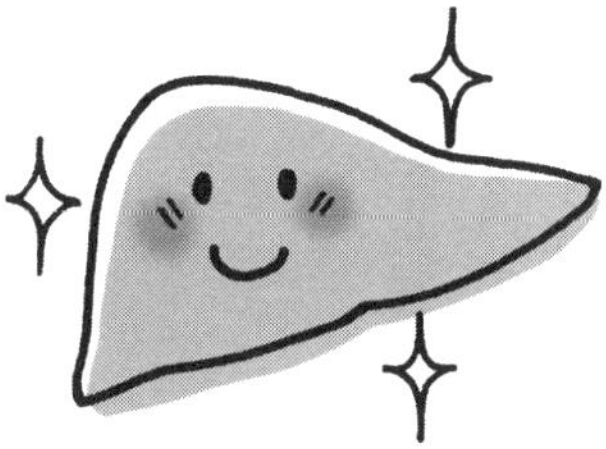

表面がつやつやでなめらか。柔らかい。

**肝硬変の肝臓**

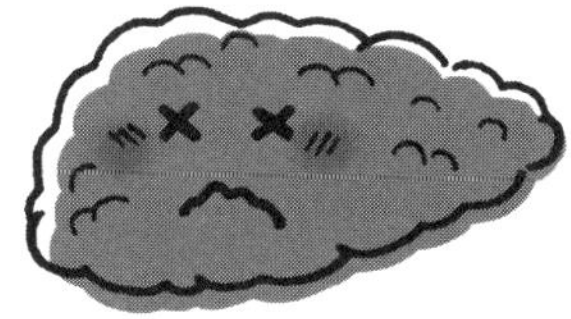

表面がでこぼこしている。硬い。

**肝硬変（非代償期）の症状**

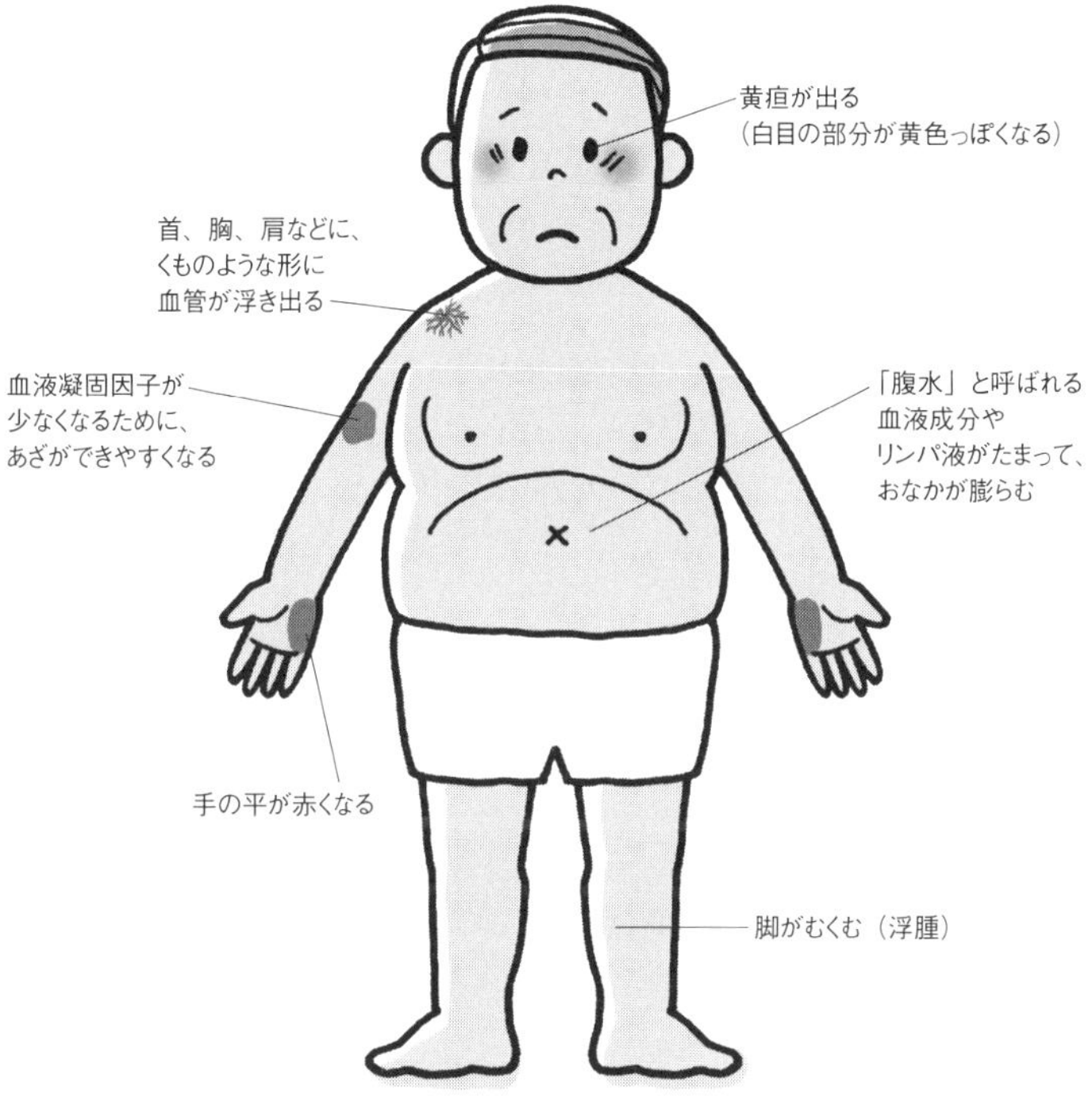
黄疸が出る
（白目の部分が黄色っぽくなる）
首、胸、肩などに、
くものような形に
血管が浮き出る
血液凝固因子が
少なくなるために、
あざができやすくなる
「腹水」と呼ばれる
血液成分や
リンパ液がたまって、
おなかが膨らむ
手の平が赤くなる
脚がむくむ（浮腫）

と呼び、これらの症状が出てくると「非代償性肝硬変」と呼ばれます。

さらに肝機能が極度に落ちて、黄疸や肝性脳症、腹水などがひどくなると「肝不全」と呼ばれます。肝不全とは、本来、肝臓が果たしている機能が、果たせなくなった状態です。

## 食道静脈瘤の原因になることも……

肝硬変になると、肝細胞の機能が低下する以外に、もう一つ大きな変化があります。それは、腸から肝臓へ向かう血流である門脈に血液が流れにくくなり、門脈の血圧が高まることです。門脈圧が高まると、胃粘膜の血流が悪くなり、腹水が生じ、門脈以外の経路を通って血液が心臓に戻ろうとして、食道に静脈瘤ができてしまいます。

代償性肝硬変の段階であれば、原因を取り除くことにより、肝硬変の進行が止まったり、改善することもあります。

例えば、肝炎ウイルスによる肝硬変は、ウイルスを消失させる治療を行うことで改善します。アルコール性肝硬変では、原因である飲酒をやめること、すなわち断酒することが唯一の治療法です。

## 健康診断で肝硬変は見つからない

「検診を受けたら『肝機能障害』という通知がきたけれど、『肝硬変』とは書かれていなかったので一安心」と考えている方はいませんか？

実は、検診はあくまでも病気の有無をふるいにかけるためものであり、その病気が何の原因で、どの程度の重さかを見るものではありません。だから、肝硬変かどうかは、検診ではよくわからないのです。

検診のスクリーニング検査でふるいにひっかかった人は、次のステップとして、診療所で受診することをすすめられ、そこでさまざまな検査を受けることで、肝機能障害の原因や、重症度が診断されることになります。

もっとも、人間ドックなどでは超音波による検査も行うので、肝臓がゴツゴツしていたり、肝機能検査のある項目で極度に悪い数値が出た場合には、『肝硬変の疑い』と書かれているかもしれません。そのようなときは、かなり進行した肝硬変であるということになります。

あくまで一般の検診は、肝硬変を診断するためのものではなく、肝臓に異常があるかないかをふるいにかけているだけです。このことを知っておいてください。

一年に一度、検診前だけアルコールを制限する人がいますが、これは医師からするとすすめられません。1ヶ月も節酒すると、それなりに肝機能検査の数値はよくなりますが、実はこのとき線維が徐々に増えていたとしても、検査の結果には現れず、気づかれないことがあるのです。検査が終わると、結果がまあまあよかったからとまた大量の飲酒に戻ってしまえば、知らぬ間に肝硬変に進んでしまうことにもなりかねません。

医師からすると、**普段の飲み方でチェックを受けてもらったほうが安心です**。あるいは、お酒を飲んで調子の悪いときにこそ、検査を受けてもらえれば、それなりに的確な判断ができます。

そんなときでもたいして悪い結果でなければ、より安心することができます。取り繕った上での安心よりも、最悪を想定した上での安心のほうが、本当の安心につながるのです。

## 肝硬変でも飲み続けた場合、約5年後の生存率は35%

アルコール性肝硬変と診断された人が断酒をせずに飲み続けると、どのような経過をたどるでしょうか。

わが国のアルコール医療をリードしてきた久里浜アルコール症センターの横山顕氏の研究では、同院に入院し、**肝硬変と診断された患者を４・４年後に調査したところ、飲酒を続けた人の生存率は35%であり、断酒を継続できた人の生存率は88%でした。**

アルコール症センターは、断酒を目指して入院する施設ですが、全員が断酒に成功するわけではありません。入院期間中の一時帰宅や、外出時に酒を飲んでしまったり、3ヶ月間の入院を終えて、退院したその日に酒を飲んでしまう人もいるのです。

退院後に飲酒を再開した人の約5年後の生存率が35%というのは、胃がんで言えば、進行胃がんで手術した人の治療後の成績に相当します。一方、断酒できた人の生存率88%というのは、早期胃がんで手術したときの成績に近いものです。

## アルコール性肝硬変患者の生存率

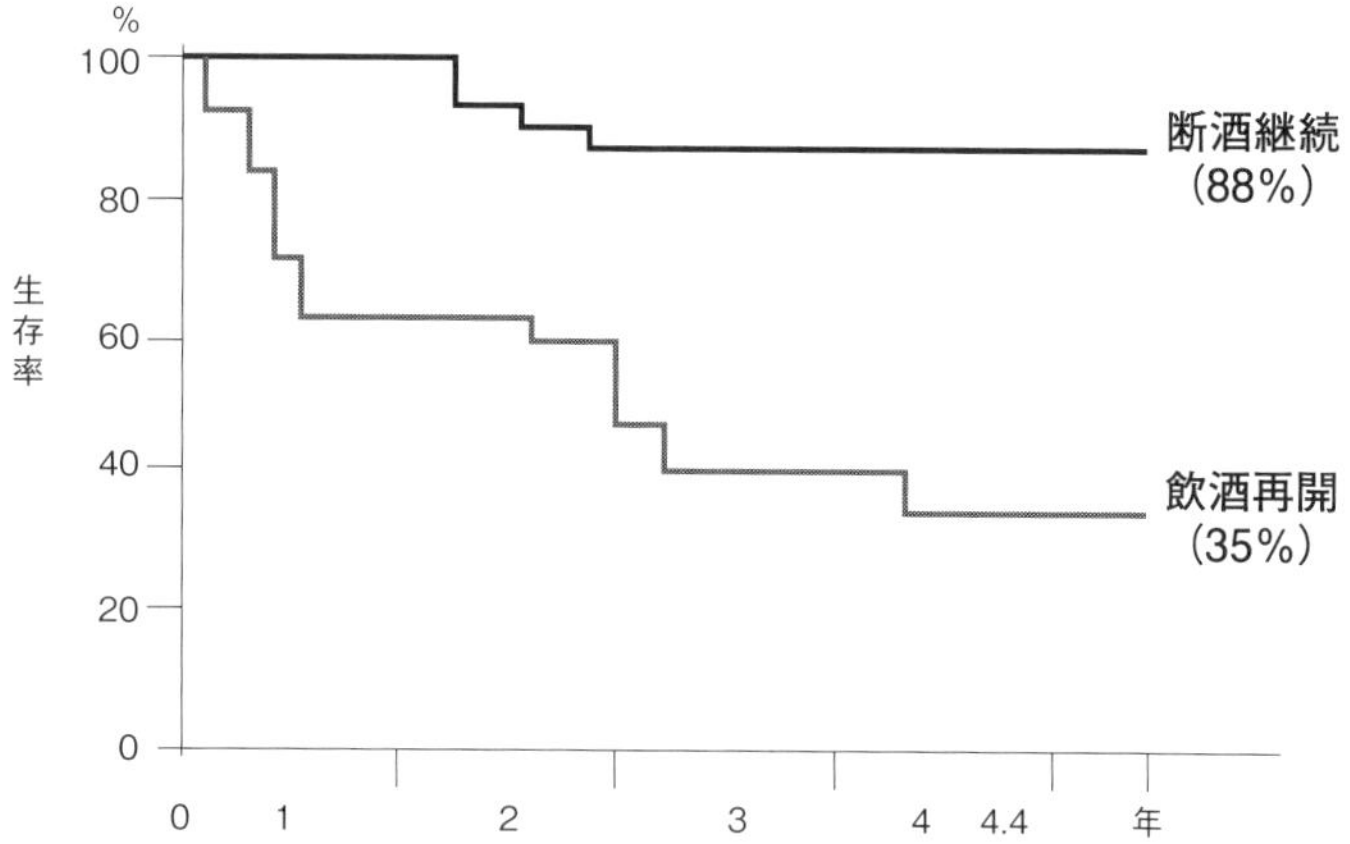


アルコール性肝硬変でも、断酒をすれば88%が4年後も生存。一方、酒を断てなかった人の4年後の生存率は35%。A Yokoyama et al. Alcohol & Alcoholism（1994年）より作成。

すなわち、アルコール性肝硬変で断酒できたということは、早期胃がんが発見され早期治療できたことに相当し、断酒できなかった人は、進行胃がんが発見されて手術を受けたことに相当するのです。

もし、あなたがアルコール性の肝硬変であったとするなら、早期発見にもかかわらず、治療せず放置するような決断をするのでしょうか？　それは命を縮めることにつながるのです。

## 肝硬変の人が断酒すると、今度はがんリスクが高くなる

肝硬変の患者さんは、肝臓の機能が果たせなくなった肝不全、食道静脈瘤や胃潰瘍などからの消化管出血、または肝臓がんの発症などが、死をもたらすことになります。C型肝炎ウイルスによる肝硬変では、年に6～8％の肝がんの発生がありますが、それに比べると、アルコール性では発がんが少ないことが知られています。

ところが、アルコール性肝硬変では、患者さんが断酒をすると、肝臓がん発症のリスクが高まるという報告があるのです。

しかし、これは、「断酒が肝臓がんの発がん率を高める」というよりは、「断酒ができれば、アルコール性肝硬変に肝臓がんも出てくるほど、長生きできる」と解釈したほうがよさそうです。

何しろ、肝硬変で飲み続けた人は、5年以内に7割近くが亡くなってしまわれるのですから、発がんする暇もないということになるのです。

## 断酒した後も定期的に受診を

もし、肝臓がんができても、それが2cm以内であれば、ラジオ波で焼く治療（RF）などで確実に治療できます。だからこそ、肝がんを2cm以内で発見するために、外来で定期的な超音波検査を行っているのです。

ですから、断酒ができた後も、定期的に外来を受診していただくことが必要なのです。外来診療では、肝臓がん以外に、上部内視鏡検査で食道がんのチェックなども継続して行うことになります。

## BMI25以上の肥満の人は、アルコール性肝硬変の危険が高い

わが国では、BMIが25以上になると、「肥満」と診断されます。肥満の人は脂肪肝が多く、脂肪肝の人は飲酒をしていなくても肝臓に炎症が起こり、線維が増え、前述したNASHになります。そして、NASHは肝硬変へと進行します。

こんな状態の人が、さらにお酒を飲んでしまったらどうなるでしょう？

予想の通り、肥満とアルコールの相乗効果で肝硬変へ進みやすくなるのです。

米国での研究で、アルコール性肝障害が進行する危険因子を解析したものがあります。その結果、過体重は、脂肪肝、肝炎、肝硬変のどの段階においても進行の危険因子であると結論づけられたのです。

わが国のアルコール性肝硬変の実態調査（堀江義則氏らによる）でも、肥満と糖尿病を合併している人が数多くいました。昔は、栄養失調でガリガリにやせたアルコール依存症者や、アルコール性肝硬変の患者さんが多かったのですが、時代の変遷にと

もない、今では肥満のアルコール性肝硬変が多いのです。

アルコール性肝硬変になると、最期は肝不全による死亡が多くなります。**肥満がある人で肝臓死にいたる率は、肥満がない人に比べて１・29倍になり、週にエタノール120g以上を飲酒する群では３・66倍になります。肥満と飲酒が重なると９・53倍にもなるのです**（CL Hart et al. BMJ, 2010）。

したがって、今お酒を大量に飲んでいる人で、太っている人が、長生きして少しでも長く酒を楽しみたいのであれば、酒量を減らすか、体重を減らすこと、あるいはその両方が選択肢となります。

減量したいと思っていても、酒を飲んでしまうとつい食べ過ぎてしまう……というあなた。そんな人こそ、肥満に対する注意が必要です。

まずは、毎日体重計にのる習慣をつくり、ＢＭＩが25以下になることを最終目標に減量を目指してください。そして、飲酒量も１日平均２合を超さないことが、一つの目安になります。やせるための工夫については、第６章で詳しく述べたいと思います。

## やせ型で「食べないで飲む」人も、アルコール性肝硬変のリスクが高い

前項まで、肥満はアルコール性肝疾患が進行する危険因子であることを述べてきました。ただし、これは新しいタイプのアルコール性肝硬変の患者さんの話です。

一方で、やせ型の大量飲酒者も、アルコール性肝硬変へと進展しやすいのです。食事などほとんど食べることなく、夕方になると空きっ腹で酒をクイッと飲むことを楽しみにしている人。酒を飲むときには、肴をちょっとつまむだけでご飯やおかずをほとんど食べない人。

こんな人は、このタイプの肝硬変になりやすい人です。たんぱく質やエネルギー、ビタミンやミネラルなどの摂取量が少なく、栄養摂取の不良による低栄養が、アルコール性肝硬変を進行しやすくしているのです。

## いまどきのアルコール性肝硬変患者は過栄養性と低栄養性に二極化

栄養不足によるアルコール性肝硬変が多かった時代には、「高たんぱく質・高エネルギーの食事療法」が指導されました。大量にアルコールを飲む人には、ご飯やおかずをしっかり食べるよう指導されたのです。最近は、このタイプの患者さんはむしろ少数になりました。

いまどきのアルコール性肝硬変の患者さんは、過栄養性と低栄養性に二極化しています。そのため、食事療法も複雑です。

過栄養のアルコール性肝硬変患者であれば、エネルギー摂取の制限と、栄養バランスの改善を、低栄養のアルコール性肝硬変患者であれば、食事のエネルギーを増やすことと、タンパクやビタミン・ミネラルを摂取するような栄養療法が必要です。

Column

## 酒に強い遺伝子をもつ人は、東北と南九州に多い

よく「酒に強い人」という言い方をしますが、それは酒を飲んでも顔が赤くなりにくく、頭痛がしたり、胸がドキドキ（動悸）したり、気持ち悪くなることが少ない人を指す表現です。すなわち、少々飲んでも悪酔いをしにくい人です。

しかし、このような人に対して「酒に強い人」という表現を使うことは誤解を招くことになるので、私はなるべく避けたいと思っています。「酒に強い」という言葉を使うときには、あえて「いわゆる」をつけ加えて、「いわゆる酒に強い人」という言い方をします。

### 「酒に強い人」は「酒に弱い人」

酒で身体を壊してしまう人は、「いわゆる酒に強い人」が圧倒的に多いのです。つまり、世間で言われている「酒に強い人」は、酒によって身体を悪くしやすい人、すなわち、酒で身体をやられやすい人、「酒に弱い人」なのです。

例外として、アルデヒド脱水素酵素（ＡＬＤＨ）の部分欠損の人が、大量に飲む場合があります。しかし、ＡＬＤＨの部分欠損で元々酒に弱い人が、身体が慣れて大量に飲めるようになると、食道など上部消化管の発がんが多くなるのです。酒に弱い人が訓練で強くなると身体を壊す一例です。

酒に強いという表現そのものが、もはや時代遅れの遺物だと思います。酒を飲めない人に無理強いしたり、一気飲みさせて鍛えてやるなどという発想は、20世紀の悪い習慣と言ってよいのではないでしょうか。セクハラ、モラハラにつぐ、アルハラ（アルコール・ハラスメント）問題です。

実際、「一気飲み」を強要されて死亡する大学生が、現在でも少なからずいるのです。アルハラは生死にかかわる深刻な問題です。「一気飲み」は、しない・させないを社会のルールとしたいものです。

アルコールは、あくまで個人の楽しみのために、自分の適量の範囲内で飲めばよいのであって、他人に強いたり、強いられるべきものではありません。

特に、日本人は体質的にアルコールを受け付けない人が一定数いますから、一律に飲ませようとしてはいけないのです。

## 日本人は欧米人に比べ、酒に弱い人が多い

アルコールを体質的に受け付けない人の大部分は、ＡＬＤＨの活性が弱い人です。アルコールが分解される過程でアセトアルデヒドが生じ、アセトアルデヒドは肝臓の中のＡＬＤＨにより分解されます。ＡＬＤＨには１型と２型があり、２型には遺伝的に活性が強い人と弱い人がいます。ＡＬＤＨ２の遺伝子型は、普通型、半欠損型、全欠損型と呼ぶべきグループに分けられます。

全欠損型の人はコップ１杯のビールでも、動悸や頭痛が起きて苦しくなり、悪酔いします。半欠損型の人は、日本酒１合程度なら何とか問題なしに飲めますが、それ以上飲むと、頭痛、吐き気、動悸で気持ち悪くなります。

飲酒後に顔が赤くなるのは東洋人に特徴的であり、欧米人ではあまり見られない症状です。そのため、オリエンタル・フラッシング（東洋人の赤顔）とも呼ばれています。

これらの症状は、血中のアセトアルデヒドが及ぼす作用であり、アルコールそのものの作用ではありません。欧米人の90％以上はＡＬＤＨ２が普通型であり、悪酔いする人は少ないのですが、日本人を含めた蒙古族型民族では

ＡＬＤＨ2の欠損者が多いのです。

ちなみに、日本人の約50％は普通型、約45％は半欠損型、約5％が全欠損型のＡＬＤＨ2です。ただし、この割合は、日本の中でも地域によって異なります。ＡＬＤＨの研究者である筑波大学元教授の原田勝二氏の調査によれば、東北、南九州、南四国などでは半欠損型が30〜40％と少なく、近畿、中部地方には50％台と半欠損型遺伝子が多いのです。

南方からの民族である縄文人はＡＬＤＨの欠損型が少なかったのですが、弥生時代に渡来した北方系の民族により欠損型遺伝子がもたらされ、大和朝廷の支配が広がるのにともなって、欠損型遺伝子が近畿から周辺に広がったのではないかと、原田氏は推測しています。

東北と九州に「いわゆる酒に強い人」が多いのは、このような民族移動の歴史に関係する遺伝がもたらしたことなのです。

# 第4章

# アルコールと生活習慣病の関係

# 生活習慣病につながる飲酒の習慣は改善を

生活習慣病と言えば、まず肥満、糖尿病、高血圧、脂質異常症のメタボリックシンドロームを思い浮かべます。かつては成人病と呼ばれていましたが、生活習慣が病気の主要因であり、生活習慣の改善により予防できることを広く意識づけしたいために、1997年より、生活習慣病と呼ばれることになったのです。

上記にあげた以外にも、生活習慣病として、喫煙による発がん・COPD（慢性閉塞性肺疾患）、アルコールによる全身臓器障害などがあります。実は、がんも生活習慣病に分類されるのです。

21世紀は生活習慣病の時代と言われます。生活習慣が病気や障害をもたらし、わが国の医療費の中で大きな部分を占め、主要な死因となっています。

わが国において、生活習慣がどのような死因につながるのかを調査したIkeda N氏らの研究が、2012年にオンライン雑誌「PLoS Med」に掲載されました。

それによると、２００７年のわが国の死因を見ると、アルコールが原因と考えられるのは3万1０００人でした。その他の要因としては、喫煙が12万9０００人、高血圧が10万4０００人、身体の不活動5万2０００人、高血糖3万4０００人、塩分の多い食事3万4０００人と続き、その後が飲酒で、第6番目でした。

## アルコールは肝臓病だけでなくがんや事故の原因となる

アルコールによる死因の中では、肝硬変が1万1０００人、肝臓がん6０００人、食道がん5０００人、大腸がん４０００人、自殺が２０００人、転倒などの事故1０００人、交通事故1０００人、その他の順になっています。

**アルコールによる身体の障害は、肝硬変などの肝臓だけではなく、食道がんや大腸がんなど悪性腫瘍が多いこと、そして、事故が多いことがわかります。**

つまり、酒好きの人は、肝臓だけではなく、がんや思わぬ事故にも気を付けなければいけないのです。

# 毎日適量を飲む人は、生活習慣病のリスクが最も少ない

メタボリックシンドロームの人が酒を飲むと、脂肪肝がますます助長され、肝臓を悪くしてしまいやすいことは先に述べました。しかし、実は、適量の飲酒であれば、メタボリックシンドロームに対してもよい効果をもたらすのです。

メタボの人は、動脈硬化になりやすいことが知られています。動脈硬化になると、血管がつまったり、破裂して、梗塞ができたり出血したりします。

ところが、適量の飲酒は、心臓死や脳血管死を減らすという、健康によい効果をもたらすのです。

つまり、メタボの人はアルコール性肝硬変に進みやすく、アルコールを飲む人はメタボになりやすく、飲酒と肥満が重なると肝臓死が多くなる一方で、**メタボによって起こりやすくなる動脈硬化は、アルコールによって遅らせたり、予防される側面があるのです。**

## 酒を飲むとつい食べすぎる…

したがって、メタボリックシンドロームの人であっても、適量の飲酒はむしろすすめられることになります。

ところが、事情をさらに複雑にするのは、メタボの人が酒を飲むと、食事のコントロールが難しくなり、体重が増えて、脂肪肝が進みやすいという面もあることです。

結局、飲酒はメタボの人にとっては諸刃の剣であり、そのことをよく知った上で、上手に付き合っていくことが大切なのです。

# 適度な飲酒は糖尿病にもよい

わが国で糖尿病が強く疑われる人は1000万人、可能性を否定できない人は1000万人、両者を合わせると2000万人を超えると推定されています。そして、毎年、糖尿病によって約1万4000人が亡くなっています。

慢性腎不全によって人工透析になる原因のトップは糖尿病性腎症であり、43%(2016年)を占めます。また、わが国で失明する二大原因の一つが糖尿病です。

このように、糖尿病はわが国で患者数も多く、死や障害をもたらす深刻度の重い病気であると言うことができます。

近年、わが国で急激に増加している糖尿病は成人に多く、インスリンを必要としない2型糖尿病です。糖尿病は食事療法などが厳しいため、飲酒などもってのほかだろうと考える人も多いと思いますが、実は適量の飲酒は、2型糖尿病にもよい影響をもたらすのです。

## アルコールがインスリンを働きやすくする

2型糖尿病は、酒を飲まない人に比べると、適量を飲酒している人のほうが発症が少ないのです。

男性では、エタノール摂取量が1日に60g（約3合相当）を超えるとさすがに糖尿病の発症率も高くなりますが、それより少ない量であれば、発症はむしろ少なくなります。**1日のエタノール摂取量22gでは、糖尿病発症の危険性が最も低く、飲まない人に比べると13%も低下します。**

女性も、1日24gが最も発症が少なく40%低下します。ところが、1日50gを超えると、非飲酒者よりも発症率が高くなります。女性は男性よりも、飲酒量をやや控えめにしたほうがよいということになります。

いずれにしても、適量の飲酒は、男女ともに2型糖尿病の発症を予防する効果があるのです。この効果は、アルコールがインスリンを働きやすくし、インスリン感受性を高めるためと考えられています。

2型糖尿病で適量の飲酒をする人は、飲酒しない人に比べて、心筋梗塞など循環器

## 飲酒と2型糖尿病の発症リスク

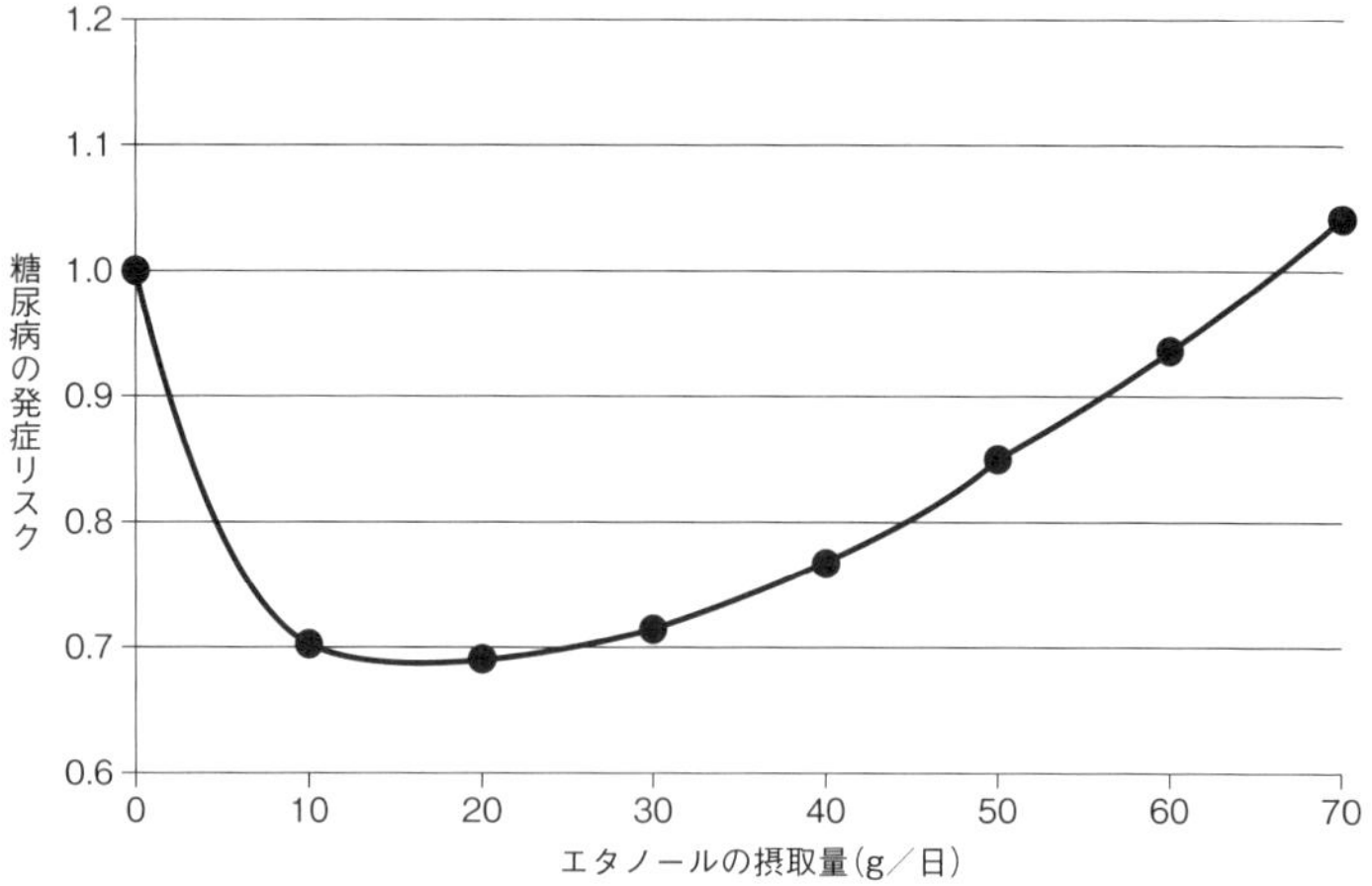


酒を飲まない人の発症率を1.0として、エタノールの摂取量による2型糖尿病の発症率をグラフ化にしたもの。LL Koppes et al, Diabetes Care（2005年）より作成。

系の疾患死が減るという報告もあります。

ある研究によると、適量の飲酒は、心筋梗塞による死亡が、飲まない人に比べて5分の1に減るとされているのです。

もちろん、糖尿病の人にとって、飲酒はよい作用ばかりではありません。糖尿病による神経障害は飲酒によって悪化することが多く、経口薬やインスリンを用いた治療中であれば、低血糖発作をひき起こしやすくなります。糖尿病の治療中の人が空っ腹で飲酒をすると、低血糖になる危険が高いのです。

## 飲んで食欲が増えてしまうことに注意

また、２型糖尿病患者はもともと食べることが大好きな人が多いため、お酒を飲んで抑制が外れてしまうと、食事量のコントロールができなくなります。ビールを飲みながらフライドポテトをつまみ、ソファーに寝ころがってテレビで野球観戦するなどの生活習慣は、糖尿病の療養にとって最悪です。

「程々に　程が分かれば　こうならず」

こんな言葉がぴったりくるような糖尿病患者の方は、適量飲酒を目指すより、むしろ断酒を心がけたほうが長生きできるかもしれません。

## 飲みすぎ、食べすぎ、運動不足で、脂肪肝へまっしぐら

「食べ過ぎ」と「運動不足」は、メタボリックシンドロームにつながります。メタボは、心臓や血管など循環器系の疾患死の原因となりますが、アルコールには動脈硬化を軽減する作用があり、こうした循環器系の疾患を減らすという、よい影響をもたらす面もあります。

一方で、メタボにつながる生活習慣をそのまま放置し、飲酒を重ねていると、メタボリックシンドロームそのものが進みます。

アルコールは、そのものにエネルギーがあるだけでなく、さらに食欲も増進させるので、肥満を悪化させることになって、血中の中性脂肪の増加など、脂質異常をきたすことになります。

このような複合的作用が重なって、飲酒は脂肪肝を悪化させてしまうのです。

## メタボの人はまず減量それから減酒を

よって、メタボリックシンドロームと診断された人は、まずメタボリックシンドロームのコントロールを優先してください。その上で適量の飲酒をすれば、メタボからの病態は進みにくいし、心臓死にもつながりにくくなるのです。

メタボリックシンドロームのコントロールのためには、まずは運動不足を解消し、食事の内容と量を改善して、体重を徐々に減らしていくことが大切です。それが成功した上で、適量のアルコールをとることができれば最高なのです。

## 「バランスのよい食事」とは、どのような食事のこと？

健康のために、「バランスのよい食事をとりましょう」とよく言われます。確かに、「バランスのよい」は便利な形容詞であり、間違っているわけではありませんが、個人によって受け取り方はまちまちです。誤解を招きやすい表現であるとも言えます。

「バランスのよい食事とは、どんなものか」と聞かれれば、できるだけ品数を多く、いろいろなものを食べることだと考える人がいます。しかし、品数を多くする食べ方は過食につながりやすく、肥満をもたらすので注意が必要です。

もし、エタノールを毎日60g以上飲んでいるようなら、それだけですでにバランスのよい食事をとることは困難です。なぜなら、60gのエタノールはエネルギーとして420キロカロリーになりますから、1日に摂取する残りのエネルギー分でバランスのよい食事をしようとしても、ほとんど不可能なのです。それでもすべての栄養素を不足なくとろうとすれば、必ずエネルギーの過剰摂食となり、肥満の原因になります。

### 酒に含まれる栄養価

| | 量（mℓ） | 度数（℃） | エタノール（g） | 炭水化物（g） | たん白質（g） | エネルギー（kcal） |
|---|---|---|---|---|---|---|
| 日本酒 | 180 | 15 | 23 | 7 | 0.9 | 193 |
| ビール | 350<br>500 | 5 | 13<br>19 | 11<br>16 | 1.1<br>1.6 | 140<br>200 |
| ワイン | 120<br>240 | 12 | 12<br>24 | 2.4<br>4.8 | 0.1<br>0.2 | 88<br>176 |
| ウイスキー | 30<br>60 | 43 | 10<br>20 | 0<br>0 | 0<br>0 | 67<br>136 |
| 焼酎 | 180 | 20〜35 | 50 | 0 | 0 | 350 |

蒸留酒は、炭水化物を含まない。そのため太りにくいなどと言われるが、アルコール自体にカロリーがあることに注意。また、焼酎はさまざまな度数のものがあり、含まれるエタノールの量も変わる。

## 肉類のとりすぎに注意して食物繊維を多くとる

バランスのよい食事とは、まず、牛肉や豚肉など肉類を食べ、牛乳やヨーグルト、チーズなどの乳製品をしっかりとり、野菜も忘れずにとることと考えていませんか。しかし、赤い肉（牛、豚、羊などの肉）や乳製品の過剰摂取は、発がんや、心筋梗塞、脳卒中を増やすことが知られています。

現在、日本では糖質制限ダイエットが流行しています。短期的に体重を減らすことだけが目的ならこのダイエットも有効かもしれませんが、バランスのよい食事からは程遠いものです。極端に糖質を制限すれば、結果として、高たんぱく質・高脂質食になります。ご飯や麺類など炭水化物を制限すればよいという考え方は、必然的に肉類などの摂取を増やすことになり、発がんや心臓・血管死につながります。よって、それは「バランスのよい食事」とは言えないのです。

また、患者さんに、「野菜をとっていますか」と聞くと、「レタス、キュウリ、トマトなどを毎日サラダで、結構、食べているから大丈夫です」と答える人がいます。しかし、これらは食物繊維が少ない野菜です。

**食物繊維を多くとろうと思えば、根菜や豆類、きのこ類、海藻類などを積極的にとることがすすめられます**。これらの野菜は、必ずしも生野菜でとる必要はなく、温野菜のほうが、量的に多くとることができます。

このように、世間で言われている「バランスのよい食事」と、科学的な根拠で考える「バランスのよい食事」は、かなりかけ離れています。食事をバランスよくするためには、その内容を再点検してみることが必要です。

『世界一シンプルで科学的に証明された究極の食事』（津川友介著）は、バランスのとれた食事を示した良書であると思います。

# 飲むときの三大危険食は、チーズ、唐揚げ、ラーメン

酒を飲むときに、おつまみとしてチーズや唐揚げなど、脂肪の多い食物をとることは、食事のバランスを悪くします。

アルコール性肝障害は、高脂肪食によって進みやすいことが、動物実験でも、人を対象とした疫学的調査でも明らかにされています。ですから、乳製品やフライ、揚げ物はできるだけ減らしたいものです。

## 「シメのラーメン」は肥満と塩分が問題

飲酒後に、「ラーメンでシメる」こともおすすめできません。ラーメンは消化が悪く、胃に溜まりやすく、胃酸の分泌を促し、胃炎や胃もたれを起こします。

飲酒後に麺類を食べることは、肥満をもたらすだけでなく、塩分の摂取過剰にもつ

ながります。1杯のラーメンには約6gの塩分が含まれていると考えてください。2020年の栄養摂取基準では、1日の塩分摂取の目標量は、男性が7・5g、女性で6・5g未満とされています。

高血圧がある場合、高血圧症治療ガイドラインでは、1日に6g以下に制限することが推奨されています。

アルコール自体に高血圧をもたらす作用があるため、麺類での塩分の過剰摂取はできるだけ避けたいものです。

# 飲酒後は血糖が低下するので、ご飯や蕎麦を食べて補う

飲酒後、アルコールが全身をめぐる状態では、糖の新生能が抑えられます。糖新生能とは、ブドウ糖（グルコース）が不足するときに、筋肉や脂肪組織などのたんぱく質や脂肪を壊し、新しくブドウ糖をつくる能力です。

したがって飲酒時には、血糖が低下しても、血糖をあげる作用が落ちてしまっており、低血糖をきたしやすいのです。糖尿病で治療中の人では、経口薬やインスリンで低血糖を起こすことがあるため、より低血糖に注意が必要となります。

低血糖時に補うのなら、ブドウ糖が望ましいのですが、もし食事で補おうというのならブドウ糖がつらなった澱粉をおすすめします。

澱粉は、小腸内で消化されてブドウ糖となり、血液中に入ります。ですから、すでに低血糖症状を起こしている人ならブドウ糖で補いますが、その手前で余裕があるときなら、穀物の澱粉でよいのです。

澱粉をとるなら、ご飯や消化のよい麺類（うどんやソーメン）を推奨したいと思います。それでも、麺類では塩分のとりすぎに注意が必要になります。

## 果糖のとりすぎには注意

果物の中には果糖が含まれますが、果糖は脂肪肝を悪化させ、糖尿病を悪化させる作用がありますから、とりすぎには気をつけてください。

ちなみに、砂糖は、ブドウ糖と果糖がくっついた2糖類です。砂糖が健康に悪いと言われる理由の一つは、ブドウ糖だけでなく果糖が含まれているからです。

# アルコールはがんの原因になる減らすために何ができる?

わが国の死因の4分の1を、がんが占めています。働き盛りの40代や50代に限ると、死亡原因の半分ががんです。一家の大黒柱である40代や50代で亡くなってしまうのですから、その家庭にとって深刻な問題です。

では、がんの原因は何かと問われると、わが国では遺伝や家族歴、環境因子などをあげる人が多く、生活習慣をあげる人は少ないのですが、ハーバード大学の研究では、喫煙、成人期の食事と肥満、運動、アルコールの生活習慣が、がん発生要因の3分の2になると報告されています。

「敵を外に求める」人が多いのですが、実は「敵は内にあり」なのです。がんを予防したいのであれば、自分の生活を見直すことが何よりも大切です。

## アルコールは量に関係なく発がんの原因となる

では、アルコールは、どのようながんをもたらすのでしょうか？

WHO（世界保健機構）はアルコールが、口腔、咽頭、喉頭、食道、肝臓、乳房、大腸の発がん物質になることを認定しています。発がん性が認定されている物質で、これほど社会に広く流通しているのは、タバコと酒以外にありません。

発がんに関しても、適量の飲酒なら死亡率が低くなるというJカーブ効果が認められています。発がん予防には、飲酒は週にエタノール420g以下に

### 主な死因別死亡数の割合

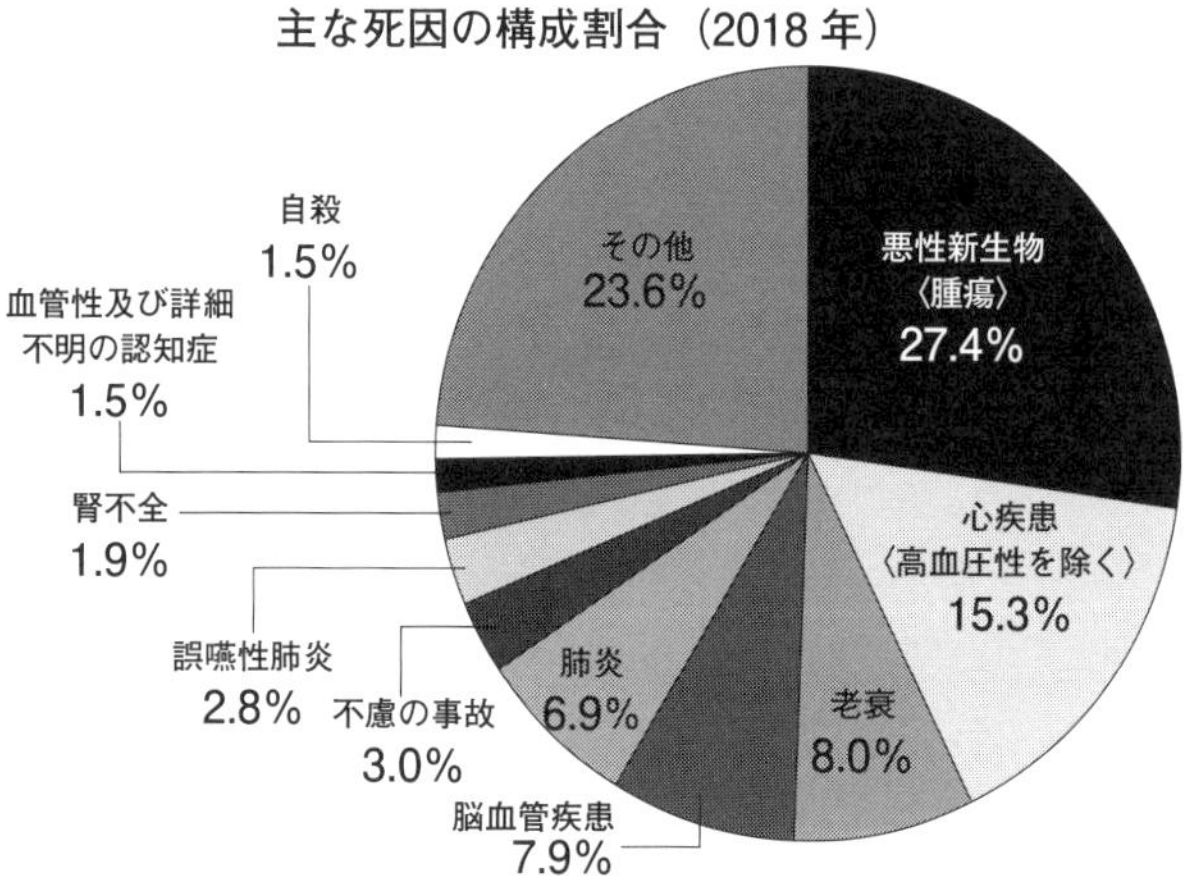


日本人の死因の4分の1ががんである。アルコールはがんの原因になる。2018年の人口動態統計月報年計（概数）より作成。

するほうがよいのです。

## 発がんしにくい飲み方とは？

すべての原因による死亡、すなわち総死亡ではＪカーブ効果が認められていますから、適量の飲酒で心臓や血管など循環器系の疾患死を減らしつつ、しかも、発がんしにくい飲み方をすることが、一つの戦略になると言えそうです。

**発がんをしにくくする対策としては、濃いアルコールを避けること、エタノールの摂取量を週に４２０g以下にとどめること、肥満にならないことの三つがあげられます。もちろん喫煙は極力避けることが前提です。**

また、私はコーヒーが好きで、毎日5杯以上、多い日には10杯以上飲むことがあります。コーヒーには、アルコール性肝障害を抑える効果や発がんを予防する効果があることが、最近、明らかにされてきています。

コーヒーが好きな人であれば、コーヒーを飲むことも付け加えてよいでしょう。

## 濃いアルコールは、口腔、咽頭、食道がんにつながる

発がんを減らす工夫の第一は、飲むアルコールの濃度を低くすることです。

焼酎やウイスキー、ウォッカなど、蒸留酒をストレートで飲むようなことを続けることには要注意です。咽頭、喉頭、食道など、消化管の上部で、濃いアルコールが発がん率を増やしてしまうからです。

蒸留酒は、水割りやお湯割り、炭酸割りなどにして、なるべくアルコール濃度を10%程度に下げることが望ましいと言えます。

胃の中に入ってしまえばどうせ同じだからと、ロックで飲んで、その後にチェイサーを飲めばよいのではないかと質問する人がいます。確かに、胃の中では水によってアルコール濃度が薄まりますが、口腔、咽頭、食道を濃い濃度のアルコールが通過するので、発がんのリスクが高まります。

## 酒飲みの喫煙者は上部消化管の発がん率が高まる

酒飲みには喫煙する人が多いのですが、特に上部消化管の発がんに関しては、アルコールとタバコの相乗効果が報告されています。

**酒もタバコもやらない人に比べると、タバコ（30箱年以上：1日のタバコ箱×喫煙年数）だけで4倍のリスクになり、エタノール（1日平均30g以上）で8倍になり、両者が重なると30倍にもなるというのです**（T Takezaki et al. Cancer Causes Control. 2000年）。

また、上部消化管のがんは、ある程度は飲めるけれど、それほど飲めないALDH半欠損者が、成人になって飲めるようになり、大量飲酒を続けてきた場合に発生しやすいことが明らかにされています。横山顕氏の研究では、ALDH半欠損者が1日に60g以上のエタノールを飲むと、食道がんの発がんリスクが7倍にもなるのです。

飲酒を楽しみたいのであれば、その量を減らし、濃度を薄めて、せめて喫煙をやめるべきです。

## 1日のエタノール摂取量が50gを超えると、大腸がんのリスクが1・4倍に

現在、わが国では大腸がんが増加を続けています。以前は胃がんが、がん死の臓器として最も多かったのですが、現在では大腸がんによる死亡が、女性で第1位、男性では第3位。男女を合わせると第2位という多さです。

男性では、第1位が肺がんであり、大腸がんは、まもなく胃がんを抜いて第2になろうとしています。がんになった人の数（罹患数）では、男女ともに第2位であり、男女合計では第1位となっているほど、大腸は発がんすることの多い臓器なのです。

**大腸がんを増加させるものとして、確実にリスクがあると考えられるのは、加工肉（ベーコン、ハム、ソーセージなど）の摂取、飲酒、身体の脂肪量、成人後の体重の増加です。**おそらくリスクを高める可能性があるものとしては、赤肉（牛、豚、羊など）があげられます。

逆に、高い身体活動は大腸がんのリスクを確実に減少させ、未精製の穀物、食物繊

## がんの部位別死亡率の推移

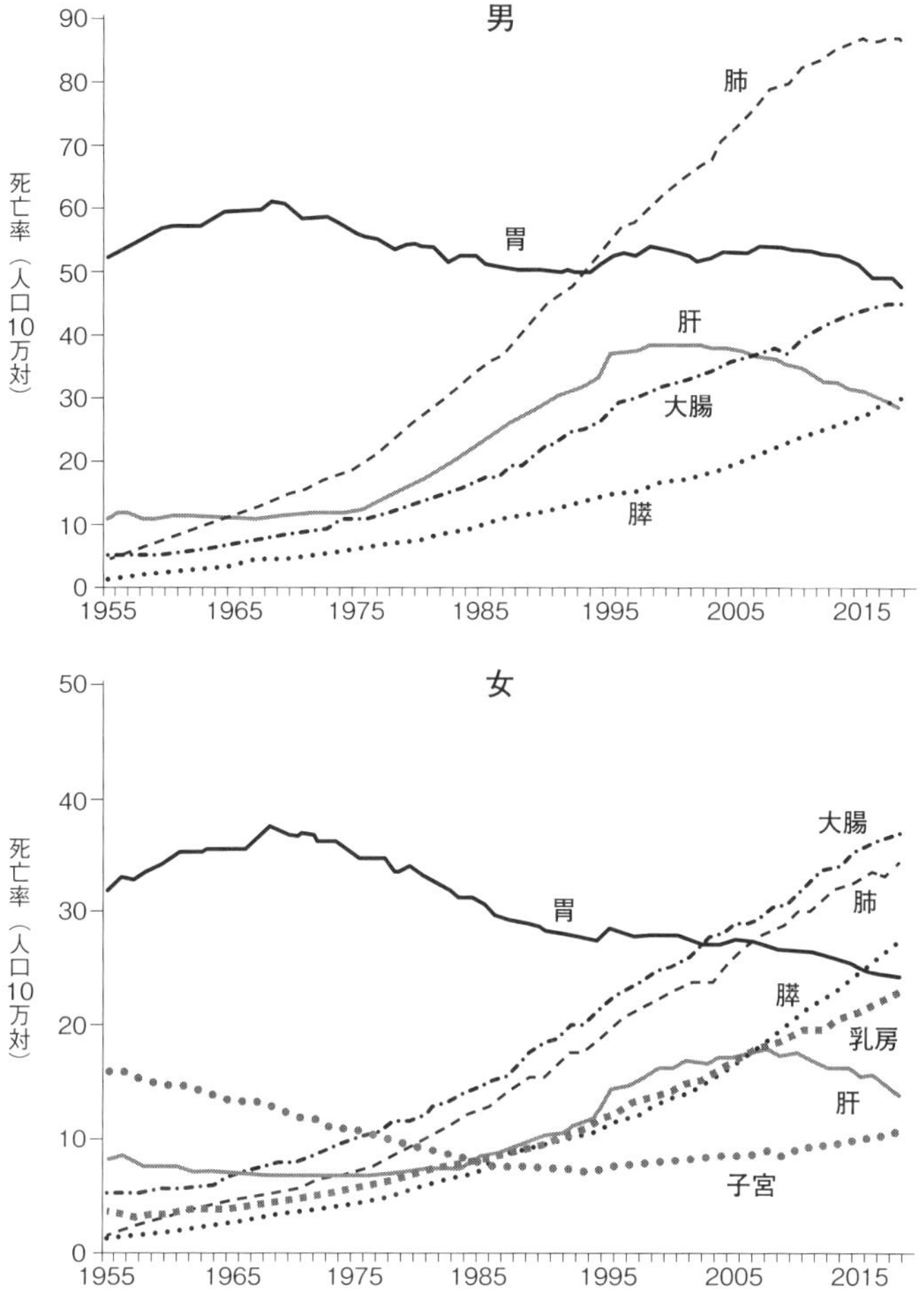


男女とも、大腸がんの死亡率が増加している。エタノールの摂取量が多いと大腸がんのリスクも増える。
厚生労働省の資料より作成。

維や乳製品をとることが、おそらくリスクを低くすると考えられています。

現在の日本人の生活習慣は、これらの総計としてリスクを増加させており、その結果、大腸がんが増えていると考えられています。

## アルコール量に比例して大腸がんリスクが高まる

さて、アルコール量に関して言えば、1日のエタノール摂取量が23～46gで大腸がんの発症率は1・42倍に、46～69gで1・95倍、69～92gで2・15倍、92g以上で2・96倍となり、エタノールの摂取量の増加とともに大腸がんの発症が増えるのです(M Akhter et al. Eur J Cancer. 2007)。

上部消化管は飲酒したアルコールが直接触れるため、発がんに関係することも理解しやすいのですが、アルコールが消化管を通過して大腸に届く頃には、大部分がすでに吸収されており、腸管内にアルコールはほとんど残っていません。

したがって、上部消化管から吸収されて血液の中をめぐるアルコールが、大腸の発がんの原因になっていると考えられますが、詳細な発がんのメカニズムはよくわかっていません。

# アルコールと肥満の相乗効果で、がん死亡率が高まる

飲酒習慣と肥満が重なると、アルコール性肝硬変へと進みやすくなり、肝臓病による死亡をきたしやすくなることを述べてきました。

しかし、飲酒と肥満の組み合わせが高めるのは、肝硬変による死亡率だけではありません。多くの臓器のがんによる死亡率も、飲酒と肥満によって増加するのです。

アルコールと肥満の組み合わせは、閉経後の乳がん、大腸がん、肝臓がんの死亡率を確実に高める危険因子です。また、口腔・咽頭がん、胃がん、膵臓がんの死亡率を高める可能性が高いと報告されています。

これらの部位のがんは、近年、わが国で死亡者数が増えています。アルコールの消費量がそれほど増えているわけではないため、この死亡者数増加の主因は、肥満であると考えられます。

## 長生きのためにはまず減量を

肥満の人は「飲酒が死亡率を高める」ことを、また飲酒をする人は「肥満が死亡率を高める」ことを知っておくとよいでしょう。そのどちらかを改善してもよいし、両方を同時に改善してもよいのです。

飲酒が好きで、それが人生の楽しみだと言われる人であれば、少しでも長い期間を健やかに生きるための工夫が必要です。最初にできることは体重を減らすこと、減量です。その上で、飲み過ぎにも気をつけて欲しいのです。

Column
## 飲むのをやめたり、減らすと、甘いものが食べたくなるのは、なぜ？

断酒が続いている患者さんを外来で診ていると、ある時期から急に肝機能検査（AST、ALT、γGTP）に異常が出てくることがあります。

こんなとき、飲酒が再開されていることもあるのですが、断酒を続けていても肝機能検査に異常が出てくる場合があります。そして、このような患者さんは、決まってお腹周りが太っていたり、顔が丸くなったりしているのです。

「最近、甘いものを食べていませんか」と聞くと、患者さんは照れくさそうに、「以前はそんなこととまずなかったのに、お酒をやめてから、大福餅を食べることが多くなったんです。最近は毎日、食べてしまっている」と言うのです。そんな返事を聞けば、こちらは一安心します。

「お酒をやめると、そんな時期はあるものです。今は断酒を続けることが一番大切な時期なので、甘いものまでやめようとはしなくてよいでしょう。そのうち、徐々に大福の食べ過ぎから脱すればよいのですから」と答えて、歩行やスクワットなどの運動を増やすことをすすめます。そして、甘いものから逃れられるまで、時期を待つことにしています。

## アルコールの代替として甘い物を求める

こうした患者さんは、アルコールを飲んで気持ちがよくなるという報酬を得られなくなった結果、その代替として、甘いものを食べることで欲求をまぎらわしているのだと思います。

家族の方も、こんなときは大目に見てあげて欲しいと思います。もちろん、肥満や糖尿病の状態がひどければ、甘いものの食べ過ぎは問題になります。しかし、あくまで程度の問題なので、少しなら大福も続けていてよいのではないかと思います。

# 第5章

# 増えている「お酒好きな女性」の問題

## 20代の女性は、同年代の男性よりお酒をたしなんでいる!

「あの人は男っぷりのいい飲み方をする」という表現があるように、酒を飲むことは男性性を象徴するもののように考えられてきました。

一方で、「女性が大酒を飲むなんて、はしたない」と、良家の子女はお酒を飲むことをたしなめられてきました。男尊女卑の家風の家庭では、女性が表で酒を飲むことも許されなかった時代がありました。

古の時代には、酒は貴重品であり、神事などの宗教行事や冠婚葬祭などの特別な日に供され、王族や貴族など、特別な人しか飲むことができないものでした。

わが国で、日常生活の中で酒を飲むことのできる人が現れたのは鎌倉時代であり、室町時代になって、ようやく庶民の口にも入るようになったのです。

どんな身分の人でも日常的にお酒を飲めるようになったのは、人類の歴史全体からすると最近のこと。ほんの短い期間でしかありません。酒は高価であったため、庶民

ご購読ありがとうございました。今後の出版企画の参考に致したいと存じますので、ぜひご意見をお聞かせください。

# 書籍名

お買い求めの動機

1　書店で見て　　2　新聞広告（紙名　　　　　　　　　）

3　書評・新刊紹介（掲載紙名　　　　　　　　　）

4　知人・同僚のすすめ　　5　上司、先生のすすめ　　6　その他

本書の装幀（カバー），デザインなどに関するご感想

1　洒落ていた　　2　めだっていた　　3　タイトルがよい

4　まあまあ　　5　よくない　　6　その他(　　　　　　　　　)

本書の定価についてご意見をお聞かせください

1　高い　　2　安い　　3　手ごろ　　4　その他(　　　　　　　　　)

本書についてご意見をお聞かせください

どんな出版をご希望ですか（著者、テーマなど）

郵便はがき

料金受取人払郵便

牛込局承認

9410

差出有効期間
2021年10月
31日まで
切手はいりません

162-8790

東京都新宿区矢来町114番地
神楽坂高橋ビル5F

株式会社ビジネス社

愛読者係 行

| | | |
|---|---|---|
| ご住所 〒<br>TEL:（　　）　FAX:（　　） | | |
| フリガナ<br>お名前 | 年齢 | 性別<br>男・女 |
| ご職業 | メールアドレスまたはFAX<br>メールまたはFAXによる新刊案内をご希望の方は、ご記入下さい。 | |
| お買い上げ日・書店名<br>年　月　日　市区町村　書店 | | |

年齢・性別の飲酒者の割合（2009年）

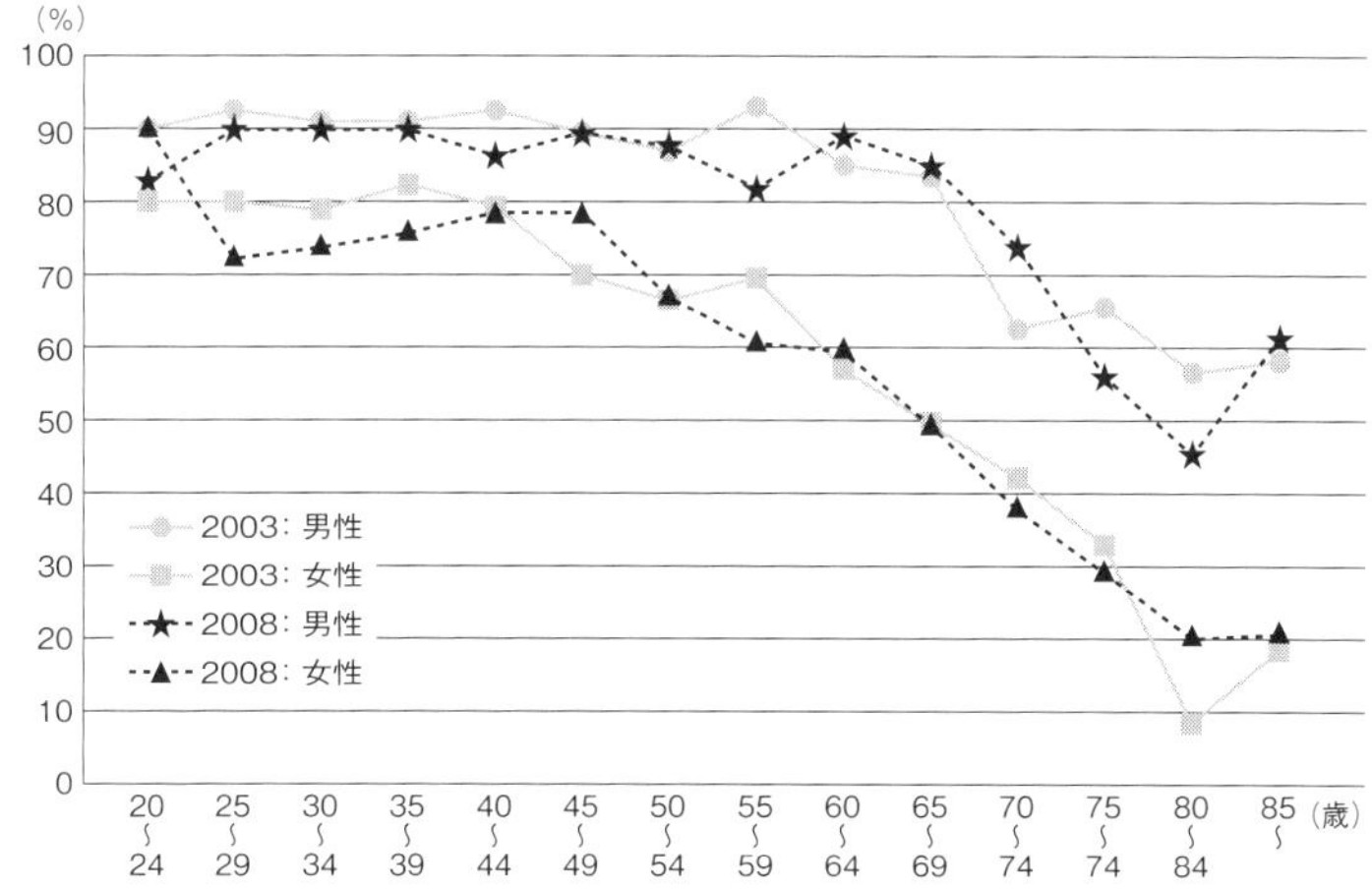


20代の女性の飲酒率は、同年代の男性の飲酒率を上回っている。これまでには見られなかった現象である。樋口進氏　厚生労働省　報告資料より作成。

がたくさん飲むことは経済的に難しかったのです。

## 日本の20代では、男女の飲酒率が逆転

わが国では、第二次世界大戦後、女性の高学歴化と社会進出が徐々に進んできました。北欧など欧米の先進諸国に比べればまだまだですが、わが国でも男女が同等に働く時代が訪れようとしています。

そして、女性が男性と同じように、普通に飲むことができる時代が訪れました。女性の社会進出にともなって、若い世代の飲酒率にも大きな変化が現れています。**21世紀になって、若い女**

性の飲酒率が、同世代の男性よりも高いという調査結果が出たのです。

久里浜アルコール症センターの樋口進氏らによる研究では、20代の女性の飲酒率は2008年には90％となり、同年代の男性の飲酒率82％を凌駕しました。女性の飲酒率が同世代の男性を上回ったのは、これまでの統計ではじめてです。平均飲酒量では、この世代でも男性のほうが女性より多いのですが、それでも、飲酒率で女性が男性を上回ったことは、未来を象徴する歴史的な出来事と言えます。

確かに、夜の接待など会食の場では今でも男性が優位ですが、女性が飲み友達と外食をする機会が増えていることは実感しますし、ホテルやレストランのランチでは、グラスを傾ける女性客のグループが男性客を圧倒しています。

女性も、飲酒にともなう問題を考えなければならない時代を迎えたのです。男性と女性では、飲酒にともなう問題の現れ方もやや異なり、女性に特有の注意が必要となります。次項から見ていきましょう。

## コラーゲンやヒアルロン酸のサプリは、肝硬変の原因になる!?

私が肝臓病教室で患者さんに情報提供を行っていたとき、「肝硬変とは、肝臓の中にコラーゲン線維が溜まる病気である」と話したところ、ある女性がとても驚いて、こう質問してきました。「私は膝痛にはコラーゲンがよいと聞いたので、一生懸命にサプリメントをとってきました。お肌にもいいとも言われていました……。でも、コラーゲンが肝硬変の原因になるのなら、そのサプリメントをとりすぎると、肝臓に溜まって肝硬変になってしまうのでしょうか？」

テレビや雑誌で、コラーゲンが膝関節痛やお肌によいという広告を見かけます。この方は、そうした宣伝を信じてきたのでしょう。

しかし、ご安心ください。サプリメントとしてとったコラーゲンが、そのまま身体の中に吸収されることはなく、それが膝や皮膚、あるいは肝臓に、そのままの形で届けられることはないのです。

コラーゲンは大きな分子のたんぱく質の一つです。食事やサプリメントでとったとしても、コラーゲンとして身体の中に入ることはありません。それが特定の臓器に沈着することもありません。

「口から食べたのだから、身体の中に入るのでは?」と思われるかもしれませんが、医学的に見れば、口から食道・胃・小腸・大腸・肛門といたる消化管の管腔内は、人間の身体にとっては外界、すなわち外の世界なのです。そして、小腸から吸収されてはじめて「身体の中に入った」ことになります。

たんぱく質は分子量が大きく、小腸の管腔からそのままの形で吸収されることはありません。アミノ酸にまで分解(消化)されて、その後に吸収され、身体の中に入るのです。そして、ヒトの体内では、必要とされる臓器で、アミノ酸からコラーゲンがつくられるのです。

コラーゲンが分解されたペプチド(アミノ酸が数個くっついたもの)が、線維をつくることを刺激し、そこで線維を増やすことになるという説もありますが、ヒトにおいてこの効果を確実に示した研究はありません。

## コラーゲンのサプリメントは有効性が認められていない！

国立健康・栄養研究所のホームページには、サプリメントの効果や副作用などについての情報が提供されています。その中に、コラーゲンについての記述があります。引用して紹介します。

「コラーゲンは、皮膚、血管、腱、歯などの組織に存在する繊維状のタンパク質で、からだを構成する全タンパク質の約30％を占め、その中の40％は皮膚に、20％は骨や軟骨に存在し、その他に血管や内臓など全身に広く分布している。コラーゲンは様々な構造で存在し、タイプによりⅠ型、Ⅱ型などに分類される。加熱により変性したものがゼラチン（変性コラーゲン）で、通常のスープなどの食品から摂取している。サプリメントとして利用されているものの多くは、コラーゲンの加水分解物（コラーゲンペプチド［低分子コラーゲン］と記載されていることも多い］）である。コラーゲンペプチドは、アミノ酸が2から100以下の混合物であり、構成されるアミノ酸はグリシンやプロリンが多く、必須アミノ酸のトリプトファンが含まれていないため栄養価は低い。俗に、「美容によい」「骨・関節疾患に伴う症状の緩和によい」などと言われているが、ヒトでの有効性については信頼できるデータが十分に見当たらない。安全性については、アレルギーを誘発する可能性がある。妊娠中・授乳中の安全性についての十分なデータがないためサプリメントの使用は避ける。コラーゲンを多く含む食品としては、鶏の手羽や、フカヒレ、牛すじ、鶏皮などがある」

つまり、**コラーゲンのサプリメントをとる効果については、有効であるという確実な科学的証拠はなく、むしろ、アレルギーを誘発する可能性があると述べられているのです。**

さて、冒頭で紹介した女性の質問に対する私の回答は、次のようなものでした。

「サプリメントとしてコラーゲンをとったからといって、肝硬変になる心配はしなくてよいでしょう。コラーゲンがそのまま身体の中に入って、肝臓に沈着するわけではありませんから。しかし、膝痛のためにとることも、美肌のためにとることも、私のほうからおすすめはしません。もし、それをとっていて効果があると実感しておられ、しかも副作用がなく、経済的負担も感じないのであれば、とり続けることに、あえて反対はしません」

## 妊娠中の飲酒は、障害児が生まれるリスクを高める

現在、妊婦であったり、あるいは妊娠を希望していて、妊娠する可能性がある女性なら、その期間は例外なく断酒すべきであることを、ここでは強調してお伝えしたいと思います。

なぜなら、アルコールには胎児の成長を阻害する作用があり、結果として「胎児性アルコール・スペクトラム障害」と呼ばれる異常をもたらす可能性があるからです。

視・聴覚障害、低体重などの発育障害、特徴のある顔貌、小頭症、多動症、注意障害や学習障害といった中枢神経障害などをきたすのが、胎児性アルコール・スペクトラム障害です。

## 妊娠中、あるいは妊娠を望むなら断酒すること

特に妊娠初期の飲酒は障害をもたらす危険が高いのですが、妊娠後期なら安心と言うこともできません。少量の飲酒より、大量の飲酒のほうがリスクが高いことは事実ですが、少量であっても、「これくらいなら完全に安全」といった量は設定できません。どのような種類の酒であっても、エタノールが身体に入ればリスクとなります。

わが国では、母親の飲酒による子の発症率がどの程度であるのかはよくわかっていませんが、米国では誕生した1000人の子供のうち、0・2~1・5人に異常が見られたという報告や、6~9人であったという報告もあり、決して少ない数ではありません。

したがって、**妊娠を望んでいる時期、妊娠している期間中は、後で後悔することのないよう、断酒してください。**

## 女性はホルモンの関係で、少量の飲酒でも肝硬変が進む

男性に比べ、女性は少量・短期間でアルコール性肝硬変へと進みやすいことが知られています。実際、私の外来でも、30代でアルコール性肝硬変の男性患者はほとんどいませんが、女性患者は少なからずいるのです。

Aさんは35歳という若さでアルコール性肝硬変が進み、肝不全のために亡くなられました。学生時代から過食と拒食を繰り返す摂食障害を経験していました。しかも、自殺未遂を何度か繰り返し、成人になって酒を飲み出すと、コントロールが効かない飲み方になってしまっていました。

若い女性のアルコール性肝硬変の患者さんは、生まれ育った人間関係（親子関係など）の中で苦しみを抱え、悩んでこられた方に多いのです。

## 飲酒の量と、総死亡率の関係（男女別・地域別）

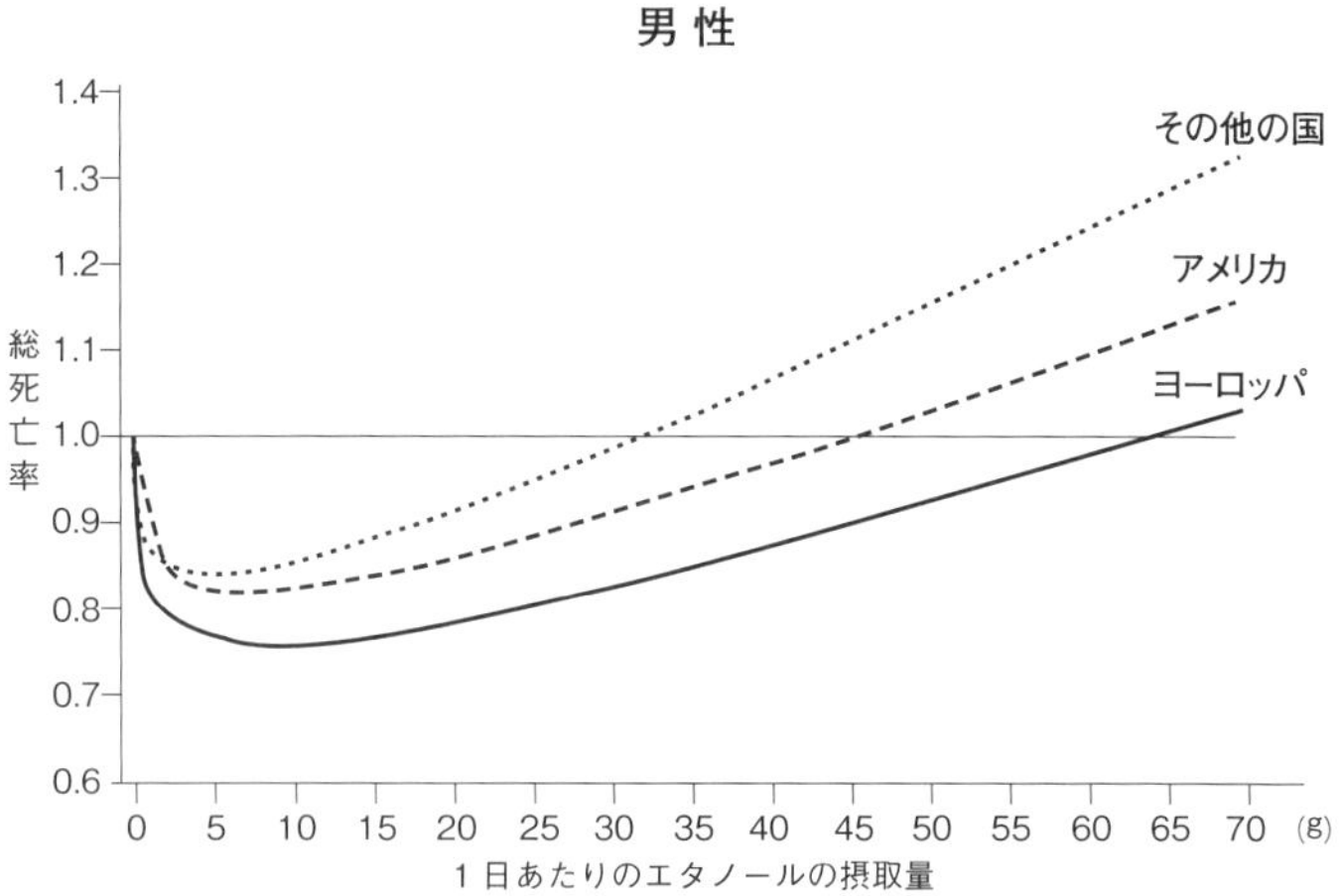


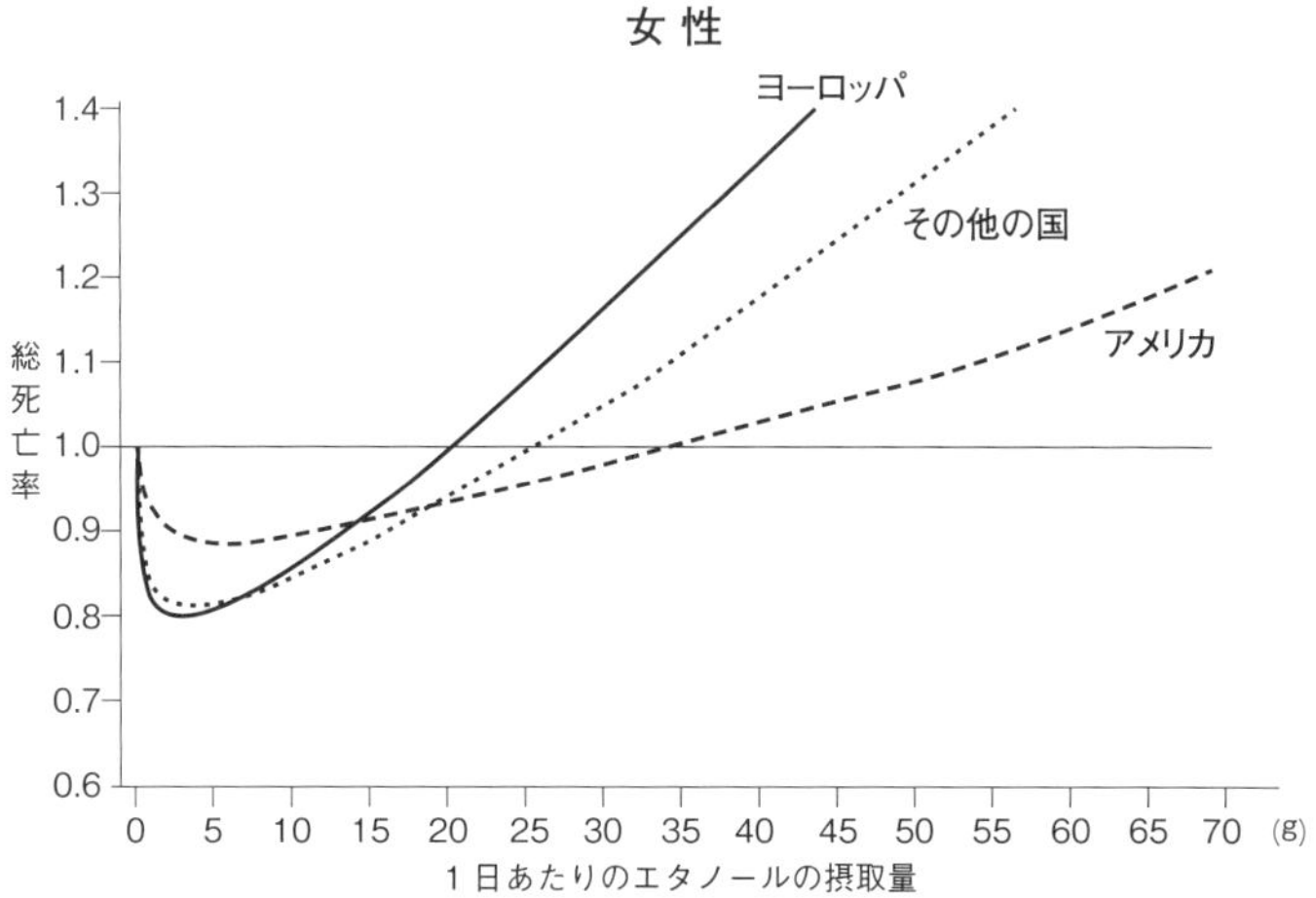


地域や人種を問わず、適量とされるエタノールの量は、男性より女性のほうが少ない。女性が多量の飲酒を続けると、男性よりも死亡リスクが高まる。AD Castelnuovo et al. Arch Intern Med（2006年）より作成。

## 女性のエタノール適量は男性の2分の1〜3分の2

アルコールに対する感受性の男女差は、総死亡率のカーブにも現れます。その現れ方は、地域や人種によっても異なり、米国、欧州、そしてその他の国では、カーブの描き方に差があります（114ページのグラフ）。そのため、各国で作成される飲酒ガイドラインでは、適量とされるエタノールの量が少しずつ異なります。

一般的に、**女性の適量とされる飲酒量は、男性の2分の1から3分の2の範囲で定められています。**女性が少ない量であることは、男女の差別によるものなどではなく、このように科学的な調査による結果なのです。

## 1日のエタノール摂取量が15gを超えると、乳がんのリスクは2・3倍になる

**アルコールは閉経後の乳がんの危険因子になります。**最近のわが国の多施設調査では、乳がんになるリスクとして、成人後の体重増加と飲酒があげられています。20歳以降の体重の増加が3・3kg以内の群に比べて、3・3〜6・6kg増加した群では発がんが1・45倍であり、6・6〜10kgの増加群では2・48倍、10kg以上増えた群では2・94倍になります。成人後の肥満は、その度合いに応じて発がん率が高くなるのです（J Nitta et al. Asian Pac J Cancer Prev. 2016）。

1日に15g以上のエタノールを飲む飲酒群では、飲まない人の群に比べて乳がんの発がん率が2・3倍です。1日5〜15g飲む群では、飲まない人の0・84倍ですから、適量を飲む人に比べると、15g以上飲む人はリスクが3倍にもなっています。

逆に、乳がんの発がんを減らす因子として、強度の高い運動、授乳などがあげられます。飲酒量の調節と、肥満を避けることは、乳がん予防の観点からも重要なのです。

# 第6章

# 好きなお酒を、死ぬまで楽しく飲み続けるために

# 1日のエタノール量40g以下を守ること 60gは超さないように

好きな酒を死ぬまで飲み続けたいと思っても、酒のために早く死んでしまっては飲む期間が短くなってしまう……という気持ちもあるでしょう。

その場合、酒の飲み方には二つの選択があります。一つは、適量の酒を飲むことにより、できるだけ自分の寿命を長くし、長寿をまっとうしようとする飲み方、もう一つは、酒を飲まない人と比べて死亡時期が同じ程度であり、酒で早く死ぬようなことがなければ良しとするものです。

前者を選択するのであれば、1日平均のエタノール摂取量は20〜30gを目標とする飲み方になります。**ビールであれば中瓶（500㎖）を1〜1・5本。日本酒であれば1合（180㎖）。**ワインであれば、グラス（120㎖）に2杯。**蒸留酒であれば、約10%の濃度に薄めて、250〜350㎖という量です。**

この量であれば、酒を飲まない人よりも、むしろ長生きできる可能性があります。

ただし、この延命効果は、主に心筋梗塞や脳卒中による死亡を低減させるものです。残念ながら、がんに関しては、特に濃いアルコールの摂取は、上部消化管（口腔、咽頭、食道）のがんを増やします。

また、1日のエタノール摂取量20～30gというのは、それまでに酒を飲んでいた人が今後も飲酒を続けるならばの目標数値であり、それまでまったく酒を飲んでいなかった人に対して、これから1日20～30gのエタノールを飲み始めたほうがよいとすすめるものではありません。今まで酒を飲んでいなかった人に、飲酒を始めてもらって効果を確認するという研究（介入研究）は行われていないのです。

2番目の選択の場合、1日平均40～60g以下のエタノール量が目標量になります。この量であれば、飲まない人と比較しても、飲酒によって死亡率が高まることはなく、危険の低い飲み方と言えます。

## 節度ある飲み方は1日に20gまで

わが国の健康を高めるために設定された「健康日本21（第2次）」の中に、飲酒についての項目があります。そこでは、節度ある適量の飲み方は1日20gであるという知識の普及が必要とされています。その上で、1日平均60gを超える大量飲酒者を減らすことが目標として掲げられています。この量を超えると、飲酒のよい面はなくなり、悪い面が前面に出てくるからです。

では、あなたは飲酒の目標量として、この二つの選択肢の中から、どちらを選ぶでしょうか。

それは、医師に任せることではなく、当事者であるあなた自身が決めるべきことなのです。ただし、決めるときには、周りの人の意見もしっかりと聞き、それを参考にしてください。あなたの命は、あなた1人だけのものではないからです。

## お酒で問題を抱えたら大切な人と話し合って

お酒をきっぱりとやめた人から、次のような言葉を聞きました。

「自分だけのためなら、酒をやめることなんてできない。子供や女房に、『父さん長生きしてよ』と言われたら、こんなことで命を短くしてはいけないと思えるようになった」

**お酒で問題を抱えてしまったら、自分にとって大切な人と、お酒について話し合う**

**機会をぜひ持つようにしてください。**大切な人などいないなどと言わず、積極的に見つけてください。そのことが、あなたの人生を豊かなものにしてくれるはずですから。

お酒と上手に付き合うために、「とにかく、寿命を少しでも延ばしたい」と思うのなら、1日に20～30gまで。「酒が好きで、できるだけ楽しみながら飲みたいけれども、それによって命を縮めたくはない」と考えるのならば、40～60g以下を目標量として選ぶことになります。もちろん、後者を選んだ人も、ある時点で前者に移ってもよいのです。

# 1週間トータルの総エタノール量を420g以下にする

仕事の接待や、友人との飲み会などお付き合いが多い人は、1日に何gという飲み方を目標とすることは、難しいと感じられるかもしれません。「飲む日によって相手も違うし目的も違うので、飲み方にはばらつきがある。1日にエタノールを何gなんて決めることはできない」と。そんな方は、1週間の総量で目標を決めてはどうでしょうか。まずは、**男性なら420g以下、女性では210g以下に抑えることが、危険が少ない飲み方です**。これなら、「実現可能かな」と思えませんか。

「健康日本21」の飲酒の項に掲載されている表（153ページ）では、20gを一つの単位としています。危険が少ない飲み方とは、1週間で21単位に調整するということです。表によると、ビール中瓶1本で1単位ですから、中瓶3本×7日で21単位に相当します。ビールを4本飲んだ日が2日あれば、それで8単位ですから、週の残りの5日間で13単位飲めることになります。こう考えれば、残りの日に毎日2本飲むこと

**酒類別のエタノール（純アルコール）の含有量の目安**

| お酒の種類 | ビール（中瓶1本500mℓ） | 清酒（1合180mℓ） | ウイスキー・ブランデー（ダブル60mℓ） | 焼酎（35度）（1合180mℓ） | ワイン（1杯120mℓ） |
|---|---|---|---|---|---|
| アルコールの度数 | 5% | 15% | 43% | 35% | 12% |
| エタノールの摂取量 | 20g | 22g | 20g | 50g | 12g |

酒の種類によって、含まれるエタノールの量が異なる。「1週間に摂取した酒の量」とは、エタノールの量で表わす。1週間のエタノールを420g以下に抑えるのが、危険の少ない飲み方。

が可能になります。

一度飲み出してしまったら、もうどれくらい飲んだかわからないという人もいることでしょう。その飲み方は、それだけで、すでに危険な飲み方です。そんなことがあるだけでも注意が必要です。

もし量がわからないほど飲んだ日があれば、とりあえずその後1週間は飲まないことにするか、その日の飲酒量を100gと仮定して、残りの日に調整するなどしてはどうでしょうか。

それでも1週間で21単位を超えてしまう、コントロールなんかできないというのであれば、やはりアルコールを専門とする医師を受診されることをおすすめします。

# 1回に大量に飲酒する「ビンジ飲み」は危険!!

飲酒による健康へのリスクを抑えるには、1日に摂取するエタノールの量や、1週間の総量を考えて調整すればよいのですが、もう一つ気をつけたいことがあります。それは、1回に大量に飲まないことです。

米国では、一度に大量の飲酒をすることをビンジ飲みと呼んでいます。2時間で男性なら5ドリンク（75g）、女性で4ドリンク（60g）以上飲むことが、その目安とされています。ビンジ飲みはリスクをともなう飲酒として、注意を喚起されているのです。

ビンジ飲みは、脳卒中や心臓死、がんといった身体的な問題だけではなく、階段から落ちたり、風呂場で溺死したり、暴力事件に巻き込まれたりなど、事故死をきたすことも多くなります。また、女性ではビンジ飲みによって乳がんの発症が多くなります。

## 日本人なら1日で約60g以上飲むような飲み方は注意

わが国では、ビンジ飲みについての統計や研究がまだ少なく、その定義も定まっていません。米国の研究からの数値と、日本人の体格から考えると、1回で約60g以上飲むような飲み方は危険と考えられます。

もし、あなたが1日に60g以上飲んでしまうことがあるなら、その回数を極力減らす努力が必要です。

# 蒸留酒は水で割って、アルコール度数10％にする

ここまではアルコールの摂取量について話してきましたが、次に気をつけたいのは、アルコールの濃度です。

焼酎やウイスキー、バーボン、ブランデー、ウォッカなどの蒸留酒をストレートやオン・ザ・ロックで飲む方も多いと思います。しかし、こうした濃度の高いアルコールを飲む人には、先にも述べたように、口腔、咽頭、食道などのがんが多いことが知られています。

濃いアルコールが直接粘膜にふれることで、その部位の細胞が傷害され、その後に修復されます。この傷害と修復のサイクルを繰り返すことで、発がんが起きてしまうのだと考えられています。蒸留酒をストレートやロックで飲み、チェイサーで水を補うのは水分補給の意味もありますし、胃の中のアルコールを薄めるには有効ですが、咽頭や食道のがんを減らすことにはつながりません。

## 濃いアルコールは胃炎や胃潰瘍の原因に

**濃いアルコールは、咽頭や食道の発がんの原因になるだけでなく、胃粘膜の血流も悪くします。胃粘膜の血流が悪くなると、胃炎や胃潰瘍を起こしやすくなるのです。**

しかし、アルコール濃度が10％程度であれば、胃粘膜の血流をそれほど悪化させません。したがって蒸留酒を飲むときは、アルコール度数を10％程度に薄めるほうが危険は低くなるのです。ちなみに、醸造酒のアルコール濃度は、例えばワインは12％程度、日本酒は15％程度です。この程度までの濃さにしてください。

空腹で濃いアルコールを飲むと、血中のアルコール濃度が急に上がります。このような飲み方をしている人は、酔い方も速く、アルコール依存症に進みやすいことが報告されています。

胃がんなどで胃を切除した人では、胃がないためにアルコールが直に小腸へと到達し、血中アルコール濃度が急速に高くなります。このような人で、アルコール依存症になる人も多いのです。

# 水分を十分に摂取して、脱水症状に気をつける

飲酒中に水分をとることは、胃の中のアルコール濃度を薄めるためだけではなく、脱水状態をふせぐという意味もあります。

アルコールには利尿作用があります。アルコールの利尿作用はシェイクスピアの『マクベス』の中に書かれているほど、古くから知られていました。

以前は、10gのエタノールにつき、100㎖の利尿作用があるという研究論文があったため、例えば、日本酒2合（ビール2本）を飲むとエタノールが40gとして、400㎖の水を飲むことがすすめられていました。特に、高齢者は自分の脱水状態に気づきにくいために、注意が必要と言われました。

アルコールの利尿作用は、主に抗利尿ホルモン（ADH）の放出が抑制されるために、腎臓の尿細管の部分で水の再吸収が抑えられ、水の排泄が増えて、尿量が増えると説明されています。

しかし、その後、60～70gのエタノールをとって血中アルコール濃度が高いときは、ADHの作用は関係せず、アルコールが直接、腎臓の尿細管に働きかけて尿量が増えるという説も出されています。

## 10％以上の濃いアルコールには利尿作用がある

ホブソン博士らは、少量（約32g）のアルコールが、脱水状態にどのような影響を与えるのかを詳細に研究し報告しています。それによると、利尿作用が現れるのは飲酒後3時間までであり、それ以降は、アルコールによる利尿作用は見られないというのです。そのため、飲酒して3時間を経過した人は、血漿の容量が低下し、脱水状態が見られました。また、元々脱水気味だった人は、アルコールによる利尿作用が、ある程度抑制されていたことも明らかにされています（RM Hobson et al. Alcohol Alcohol. 2010）。

さらに、最近の研究では、30gのエタノールを摂取した高齢者の群と、同量のノンアルコール飲料を摂取した高齢者群を比較した場合、4時間後までの尿量は、アルコール摂取群に利尿作用が認められたものの、24時間の尿量を比べると、両群の間に差は見られなかったと報告されています。そして、この利尿作用は、ワインやスピリットのような濃いアルコールで見られ、ビールでは見られないというものでした。

もちろん、ビールのほうが水分を多くとっているため、尿量そのものは、ビール・ノンアルコールビール群のほうが、ワイン・ノンアルコールワイン群より多いのです。しかし、ビール・ノンアルコールビール群の間には、尿量に差がなかったという結果です。

この実験結果から、10％以上の濃いアルコールを飲むときこそ、水分を積極的にとらなければならないことがわかります。

今後はますます高齢化社会が進み、高齢者の飲酒の問題が注目されることになるでしょう。**高齢者が濃いアルコールを飲むときには、水分を十分に摂取し、脱水状態にならないような注意が必要です。**脱水があると、心筋梗塞や脳血栓を起こしやすくなったり、熱中症を起こしやすいといったことがあるからです。

## 酒がまずいと感じたときは身体からのサイン

これまでお酒が好きで飲んでいたのに、お酒をまずく感じたことはありますか。

そんなときは、無理に飲まないようにしてください。惰性でお酒を飲んでしまうなんて、好きなお酒に対して失礼ですよね。

酒をまずく感じたときは、少し距離を置くべき時期がきたのだと考えて、しばらく休んでください。その期間は３日間でも、１週間でもよいかもしれません。そうすると、また美味しく酒を飲める日が、遠からずやってきます。

酒が好きで飲まれるのなら、ぜひ美味しく酒を飲んで楽しんでください。

また、普段飲んでいた酒より安い酒に移行してでも、アルコールを飲もうとするときは、危険な徴候と考えてください。

美味しい酒を楽しく。たとえ量は少なくても、美味しく飲むことを心がけて欲しいのです。

# 飲むときには、食べる酒だけを飲まない

空腹時に濃いアルコールを飲むのがよくないのは、アルコールが食道や胃粘膜を傷つけるからだけではありません。

食事をとったときには、アルコールの代謝（分解）が速くなるということがあります。さらに、食事で入った栄養素の働きにより、アルコールによる障害に対して、肝細胞が防御されやすくなります。また、栄養摂取不良を起こさないためにも、食事をとることによってバランスのとれた栄養とすることが大切なのです。

例えば、60kgの体重の人であれば、通常1日に1800キロカロリーの栄養をとることが推奨されます。1日3食の中では、夕食でエネルギーを少し多めにとると仮定して、仮に800キロカロリーとして計算してみましょう。夕食時にビールを中瓶3本（1500㎖）飲むと、ビールだけで600キロカロリーのエネルギーです。

しかも、ビールには、炭水化物は少々含まれていても、たんぱく質、脂質、ビタミン類、ミネラル類、食物繊維などの栄養素がほとんど含まれていません。アルコールでとる栄養は、エネルギーはあるけれど他の栄養素に乏しいため、「エンプティエネルギー（空のエネルギー）」と呼ばれるのです。

ビールを３本飲むと、夕飯でとる残りのエネルギーは２００キロカロリー分です。これでは、栄養素をバランスよくとることなど不可能です。だからといって、１日の残りのエネルギー１０００キロカロリーの朝食と昼食で、他の栄養素を補うことも相当困難です。

このような場合、必要な栄養素を不足なくとろうとすると、必然的に１日の摂取エネルギーが多くなります。その結果として、肥満の問題が出てくるのです。

**肥満を避け、しかもバランスよく栄養素をとろうとするなら、1日にビール3本以上飲むことは難しくなります。**

ビール中瓶２本であれば、エネルギーは５００キロカロリーですから、残りの１３００キロカロリーを、食事でバランスよくとればよいことになります。１３００キロカロリーでも難しい面もありますが、何とか栄養不良にならないバランスのとれた食事を工夫できるのではないかと思います。

# 肥満は命にかかわる大問題
# 太らないように気をつける

世界的に、肥満が大きな問題になっています。わが国では1990年頃より、急速に肥満が増加してきました。特に、男性の肥満の増加が顕著です。

2000年には、わが国の人間ドックを受診する男性の3分の1が肥満であり、そして脂肪肝であるという異常事態を迎えてしまいました。それに呼応するように糖尿病患者が増え、メタボリックシンドロームが増え、心臓・血管死が増え、がんも増えてきました。

**酒を飲む人にとっては、肥満はアルコール性肝障害が進展する危険因子です。酒を飲み、太っている人は、少しでも健康を保って生き長らえ、酒を楽しむためには減量が重要です。**

人間ドックを受診する人の3分の1が肥満や脂肪肝であるというのですから、これはもはや、社会全体で取り組んでいかなければならない問題です。

そうはいっても、社会の施策がとられるのを待って、自身の肥満を放置しておいては、結局、あなたが損をします。

「肥満がよくないことなど知っているよ」と思われるかも知れませんが、それはなんとなくであったり、体型を気にする美容上の問題であったりして、命にかかわる喫緊の問題とまでは意識していないのではないでしょうか？

悪性腫瘍、心臓病、脳血管疾患の死亡を合計すると、わが国の死因の約3分の2を占めています。この三つの疾患が、それぞれ肥満と関係しているのであり、肥満対策は最重要課題なのです。

ここからは、減量するための工夫について考えてみましょう。

## 運動を増やしてやせる 筋肉を増やしながらやせる

健康にやせる上で一番大切なことは、少しずつやせていくことです。一気にやせようとするのが一番よくありません。一気にやせようとすると、相当な無理をするため、リバウンドしてしまうことが多いのです。

例えば、急激に体重を10kg減らそうと一念発起します。それが達成されると、もう安心してしまい、元の生活に逆戻り。当然、体重は元に戻ります。こんなとき「元の木阿弥」だと嘆かれるかもしれませんが、実際は元よりもっとひどい状態になっているのです。

やせていくときは体脂肪も減りますが、同時に筋肉も減っています。そして、体重が元に戻るときには、通常、筋肉は増えずに、体脂肪だけが増えているのです。

健康を保つ上で大切なのは、内臓脂肪が少ないことと、筋肉が多いことです。つまり、リバウンドしたときには、健康状態は一気に悪化しているのです。

やせようとするなら、最初から10kgの減量などという大きな目標を立てるのではなく、まずは3％の減量を目標にしてください。80kgの人なら、2・4kgです。それを1～2ヶ月の間に達成すればまずは十分です。脂肪肝は、それだけでもかなり改善しているはずです。

## まずは歩くことから始めてみませんか

筋肉を増やすために大切なのは、適量の運動を毎日続けることです。自分で続けることが可能と思えるものを探し、それに挑戦してみてください。

人間の運動の基本は歩行です。どうすれば歩く歩数や歩く距離を増やせるのか、工夫をしてみてはどうでしょうか。歩くことの中に楽しみを見つけることが、健康にやせるコツです。減量のためにとイヤイヤやる運動は、おそらく長続きさせるのが難しくなります。仲間を見つけて誰かと一緒に散歩をする、ペットに散歩をさせるとか、散歩中に何かを見つけ出す課題をもつ、散歩中に写真をとる、俳句や歌を詠むとか、何でもよいのです。

自宅から駅や停留所まで、あるいは勤務先までの道も、毎日最短距離で同じ経路をたどるのではなく、回り道をしたり変えてみることも楽しみを増やしてくれます。
最初は、歩行で体重を減らす効果が得られなくてもよいのです。体脂肪が減っても、筋肉がつけば体重は変わらないこともあります。適度な運動は、体重が減らなくても、運動自体に健康促進効果があるのです。

## 犬の散歩で肝機能が改善

酒はうまく減量できないけれど、脂肪肝は気になると、私の外来に通っている患者さんがいます。ある時期から肝機能が目に見えてよくなってきましたが、飲酒量自体はそれほど変わっていないと言われます。

そこで、運動や食事などに変化がないかを聞いてみました。すると、「今まで、家内に犬の散歩を任せていたのだけれど、家内が膝を悪くしたので、最近は毎朝、私が散歩させることになった」という答えが返ってきました。愛犬は大型犬なので、散歩に連れて行くだけで結構体力を使うそうです。

その患者さんは、肝機能検査の項目のＡＳＴ、ＡＬＴ、γＧＴＰだけでなく、中性脂肪（ＴＧ）や糖尿病の指標のＨｂＡ１ｃも目に見えてよくなってきました。

犬の散歩で運動量が変わるだけで、こんなに効果があるものだろうかと不思議に思っていましたが、ある時点から再び血液検査の数値が悪化し、元に戻ってしまいました。今度は、犬の股関節が悪くなったために、散歩に行けなくなったというのです。

この一件から、歩行運動が飲酒にともなう脂肪肝に、明らかによい影響をもたらすことがわかります。

お酒を飲む人は、肥満をともなうことが多いのですが、その一因は、運動不足です。お酒を多めに飲んでいても、運動をしていれば肝機能の数値は明らかによくなります。運動によって肝機能の数値がよくなったということは、今の飲酒量でも、その人の健康にとっての許容範囲になったことを示していると解釈できます。

## まずは体重の3％減量を！そしてBMI25以下に

お酒好きのあなた。それなら、自分も運動をやってみようと思われませんでしたか。もしそうなら、自分自身が継続できると思える運動を探してください。その運動を続けてみて、肝機能の数値の改善が不十分なら、もう少し追加する運動を自分で見つけて、加えていくのです。

自分の発想した方法で、自分の身体がよくなるまで、いろいろと試して欲しいのです。そうなれば、あなたの主治医はあなた自身ということになります。

もし、今の体重から3％の減量をできれば、脂肪肝は相当改善します。短期目標は3％の減量でよいのです。そして、それ以降も追加できる運動を見つけて、長期的な最終目標であるＢＭＩ25以下になるようにもっていければ最高です。

脂肪肝があり、運動で減量するときは、時々医師のもとで採血して、肝機能のチェックを受けてみてください。そうすれば運動の効果をモニターでき、結果がフィードバックされるので、運動を続ける励みになります。

## 体重を毎日測定する　歩数をモニターする

減量のために大切なことは、自分の体重をモニターすることです。毎日、体重計にのることから始めてみませんか。

まず、自分の身長からＢＭＩ25に相当する体重を計算してください。身長（m）×身長（m）×25が、最終目標とすべき体重です。

成人後の体重の増加が、発がんや動脈硬化の危険因子としてあげられています。元来、筋肉質で若いときから体重が重い人であれば、ＢＭＩが25を超えていても問題はないのかもしれません。

逆に、やせ体質で、若いときにＢＭＩが18だった人であれば、たとえＢＭＩが24で、25以下であっても体重が重すぎるということになります。ＢＭＩを25で切るという数値自体は目安でしかありません。

20歳から22歳の頃（大学を卒業した頃）の体重を憶えているでしょうか？　その体

重のせいぜい10%増し以内に抑えたいものです。

米・コーネル大学のパカノフスキーとレヴィスキーらは、自分で頻回に体重を測る肥満患者群は、体重測定を指示されなかった群より、1年後の減量の達成が多かったことを報告しています。

体重を毎日測定しモニターしていると、どのような生活で体重が増加し、どのような生活をすれば減量できるのか、毎日意識することになります。そのことが、健康的な生活を形成する上で役立つのでしょう。毎日自分で測定するグループでは、2年後にもリバウンドが少なかったのです。

毎日体重を測定して記録するなんて面倒くさいと考えているあなたには、体重計にのるだけで、Ｗｉ－Ｆｉでスマートフォンに記録してくれるものもあります。朝、顔を洗う際に、体重計にのるだけでよいのです。「スマホ連動」と「体重計」でグーグル検索するといくつもの製品が出てきます。

面倒くさがり屋のあなたがやせるには、こんな機器も役立つのではないでしょうか。

## ウェアラブル端末を使って自分の健康管理をする

近年、ウェアラブル端末という装置が急速に進化しています。腕などにつけて測定するもので、万歩計や腕時計代わりにもなります。

歩数を測定するだけではなく、活動量、随時心拍数、安静時心拍数、睡眠状態などをも測定し、1日24時間のデータをスマートフォンに送って記録してくれる便利なものです。スマートフォンやタブレットのアプリで、自分の健康状態を管理することができます。最近ではさらに、血圧や不整脈、転倒までモニターできるものが登場しています。

残念ながら、ウェアラブル端末で体重を測定することはできませんが、ウェアラブル端末で集めたデータを体重計のデータと連動させることは可能です。体重と活動量の変化などを関連づけて見ることができます。

ウェアラブル端末を身につけるメリットは、健康を意識しながら生活できるようになることです。

新しいもの好きで、職業上も健康管理に関心のある私は、万歩計も数多く試してきました。ウェアラブル端末が登場してからは、エプソン、ソニー、アップル、ガーミン、フィットビットなど、初期の頃から各社の製品を購入し、比べながら楽しんできました。最近のウェアラブル端末の進歩は、どのメーカーも目を見張るものがありますが、私が現在気に入っているのはフィット・ビットのチャージ3です。

## これまで見過ごしていた心拍数の誤差「5拍」の重要性

ウェアラブル端末をつけることで、私が気づき、驚かされたのは、体調と安静時の心拍数に密接な関係があることです。

安静時心拍数とは、起きていて、落ち着いて心地よく、無理をしていないときの心拍数です。フィット・ビットは安静時心拍数を推定するために、起床から就寝までの心拍数のデーターを利用しているそうです。

自分の安静時心拍数が毎日表示されますが、その数値は驚くほど安定しています。私の場合、体調のよいときには毎分57拍から61拍の間にあります。ところが、風邪をひいたり、海外に行って暑さで体調を崩したときには、それが65拍とか68拍に上がります。

1分間にわずか5拍の差で体調の違いが示されることに、驚かされました。というのも、内科医として40年近く心拍数を測定してきましたが、不整脈がない人であれば、せいぜい15秒間の脈拍の測定で、よしとしてきていたからです。15秒間の測定では1拍違うだけでも、1分間で4拍の違いになります。

私はこれまで、心拍数はせいぜい1分に5拍の誤差なら問題ないと考えていたのですが、実は、その5拍の差に大きな意味があったのです。

このことを知ってから、私は安静時心拍数が上がったときには、体調が落ちてきていると心得て、意識的に活動を抑えたり、睡眠時間を多くするなど、無理をしないように心がけています。

## 米国医師会雑誌も
## ウェアラブル端末に注目

ウェアラブル端末は、手軽に健康をモニターできるため健康管理に有効です。米国医師会雑誌『JAMA』に発表された「アメリカ人のための身体活動ガイドライン」

では、ユーザーに直接フィードバックできる装置として、ウェアラブル端末を積極的にとり入れていくことが提案されています。患者個人が単独で使うだけでなく、医療者からのコーチングと組み合わせたり、電話やインターネットを利用した指導など、情報テクノロジーを活用した健康指導の今後の可能性についても言及されています(KL Piercy et al. JAMA. 2018)。

「文明の発展がもたらした肥満を、文明が開発した機器でコントロールしようとする」のは、面白い発想ではないかと思います。

あなたも、この試みに参加してみませんか。

# 自分が楽しめる健康的な生活をつくりあげていく

繰り返しになりますが、結局、肥満対策は、運動とバランスのよい食事につきます。推奨される運動としては、スポーツだけでなく、もっと日常的な動作でもそこに含まれるものもあります。例えば、通学や通勤の際、駅やバス停まで歩いたり、建物の階段を上ったり、掃除や洗濯などの家事、草むしりや落ち葉の片付けといった庭仕事も、立派な運動なのです。

運動を始めようとするときは、まずは歩行運動を基本に考えてください。ヒトは歩く動物ですから、歩くことが何よりも大切です。

「健康日本21（第2次）」では、1日の歩行数として、次のような目標を掲げています。

・20〜64歳：男性 9000歩、女性 8500歩
・65歳以上：男性7000歩、女性6000 歩

調査によれば、日本人は目標よりも1500歩ほど少ないのが現状です。

歩行運動をするときは、現在の自分の歩行数を知ることから始めてください。そして、それを10％増しにするのです。飲酒量と同じように、歩く歩数も毎日のバラつきがありますから、１週間のトータルで帳尻を合わせればよいでしょう。

## 無理をせずにできる運動を継続することが大切

健康のために中等度の運動30分以上を、できるだけ毎日、行うことがすすめられています。さて、この「中等度の運動」とはどのような運動でしょうか。

中等度の運動とは、「脈が少し速くなる程度の運動」を指します。例えば50代から60代の人であれば、脈拍が１分間におよそ１１０から１２０になるのが目安です。

脈拍を測るとき、医師は手首の橈骨《とうこつ》動脈で行います。自分でふれるのが難しいようであれば、肘関節の内側で脈がわかる場所を探してもよいでしょう。血圧を測るときに聴診器をあてられる部位と言えば、わかりやすいでしょうか。

それでも難しければ、首の頸動脈でもよいのですが、頸動脈をぐりぐりと押して刺激すると、迷走神経が刺激されて血圧が下がることがありますから、注意が必要です。

15秒間の脈を数えて４倍すれば、１分間の脈拍数になります。また、ウェアラブル端末があれば、随時、自分の心拍数を知ることができます。

歩行運動なら、自覚的には小汗をかいて、やや息がはずむが会話を交わせる程度の速さで歩くのが中等度の運動です。このような運動を一気に30分間行うのではなくても、分割で行って、1日の合計が30分間以上でも効果はあります。

運動に慣れてくれば、より強い運動をより長く行ってもよいのですが、やり過ぎにならないように気をつけてください。これまで運動をしていなかった人は、徐々に運動強度を上げていくことが大切です。

ジョギングなどは、走っていると気持ちよくなってしまい、やり過ぎて膝を痛めたり、心臓発作を起こしてしまう人がいます。

**自分で脈を測る方法**

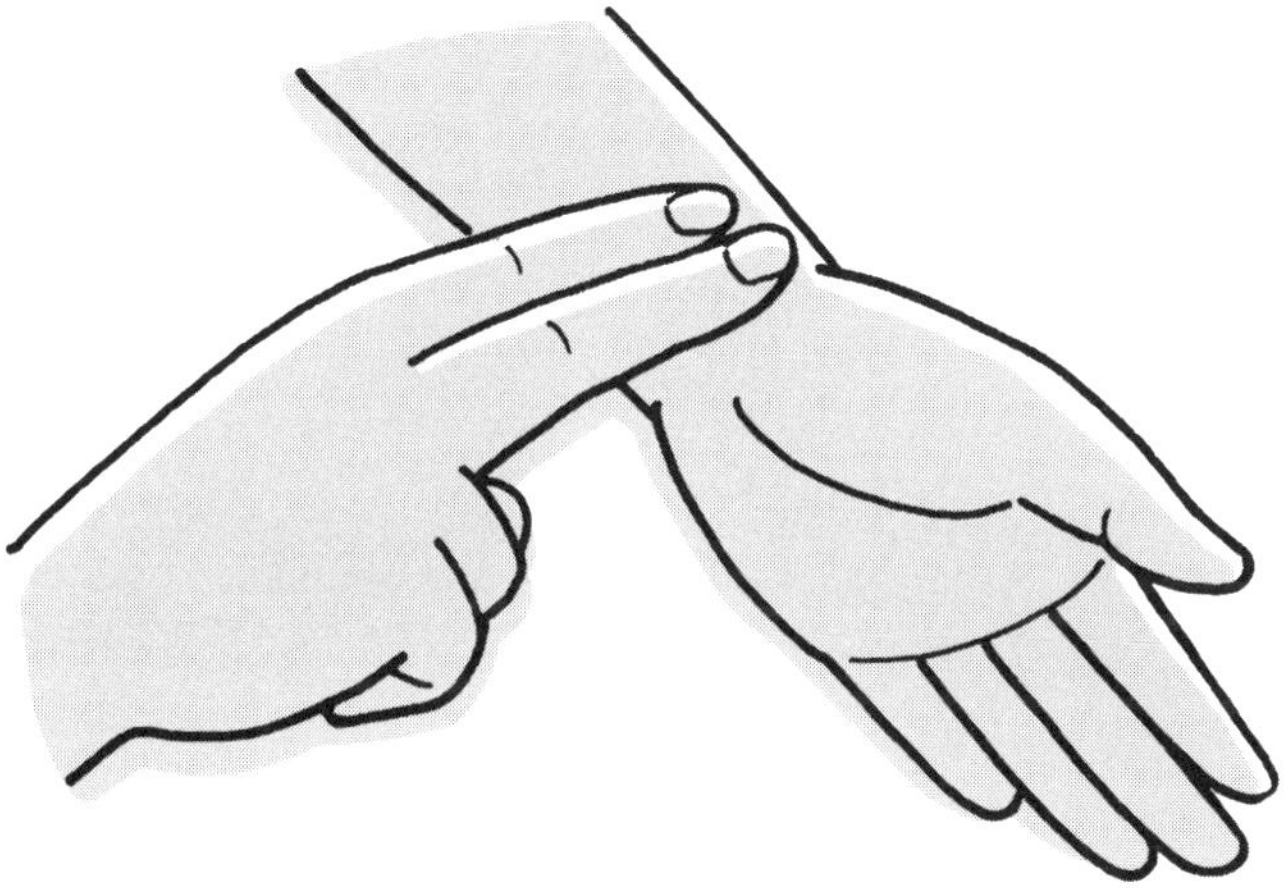

橈骨（とうこつ）動脈は手の平を上に向け、人差し指と中指で、親指の下あたりを探る。

「健康のために」と運動をしすぎて、かえって健康を害するのでは元も子もありません。その点、歩行なら、やり過ぎる心配はまずないので安心です。

週に1~2回は、ある程度、強度の強い運動をするほうがよく、何らかのスポーツをすることがすすめられています。どのスポーツにするかはご自分で決めてください。自分が楽しみながらできるスポーツを見つけられるのは、あなた自身しかいないのです。

例えば、学生時代にやっていたスポーツや、それに近いものは楽しめるのではないでしょうか。「学生時代の部活ではとても辛かったけれど、中年になって自由にやってみたら、こんなに楽しいとは思わなかった」と言う人もいます。

サッカーや野球、ラグビー、バスケットなどはチームでないとできませんが、テニスやゴルフなら個人でもできます。種類が違っても、球技が好きな人なら楽しめるのではないかと思います。

## 57歳で再び始めたテニスにはまる

私は57歳になったとき、週に1回の運動としてテニスを始めました。中学生の頃に軟式テニスをやっていましたが、それ以降は遊びでたまにやる程度でした。運動不足で何か運動を始めなければと考えたとき、テニスも候補として考えましたが、誰とやるのか、コートを予約して……と考えると、それ以上先に進まず躊躇していました。

ところがある日、職場からの帰り道にテニススクールの宣伝を見つけたのです。夜の8時以降でもやっているというので、思い切って申し込んでみました。コートは屋内で雨の日でもできるし、カーペットだから転んでも傷つくことはありません。定期的に運動をするには格好の条件でした。

スクールの練習日は月曜日としました。月曜は午前と午後に診療があり、何十人もの患者さんを診るため、夕方にはヘトヘトで、頭が疲れて夜はたいして仕事にならないのです。気と頭を使う仕事の後でも、身体を使う運動なら可能でした。むしろ運動をすると、頭の疲れとストレスがとれてくるのです。

こうして、毎週、コンスタントに運動ができるようになりました。

今ではテニスが楽しみになっています。「運動しなければ」という努力義務ではなく、楽しみとして運動をしています。ジョギングをするとか、水泳をするとか、ジムでトレーニングをするとか、単調な運動であれば、私は続けることができなかったと思います。自分が興味をもって楽しく続けられる運動だから、継続が可能になるのです。

## 運動を始めてみて発想も若返った

運動を始めてみると、それまで、自分が年齢を言い訳にして、行動を制限していたことに気づきました。「もう年なんだから、無理をしないで」という発想になっていたのです。ところが、テニスをしているうちに、「あれっ、私はまだこんなことができるほど元気なんだ」と気づいたのです。こんなこともできる、それならこんなこともやってみようと、それまでの縮こまり思考から、発想が転換できました。

テニススクールでは、仕事をはなれた友人をもつことができます。しかも、年代を超えて付き合うことができます。

ある日、スクールで知り合った70代の方から、「スクールの外で、たまにテニスを一緒にやりませんか」と声をかけられ、テニスをやるグループができました。今ではそのグループに、20代、30代、40代、50代、60代、70代と、すべての年代の人がいます。私は職業も年代も違う友人とテニスができることを楽しんでいます。

テニスは健康を保つために最もよい運動であることが科学的にも証明されています。

ジョギングや水泳、サッカーなどと比べて、寿命を延ばす効果が高いというのです。それは、走ったり止まったりのインターバル運動であること、仲間と楽しめる運動であることなどが大きいのではないかと思います。

健康のために運動をするのであれば、イヤイヤながら無理にやるのではなく、ご自分が楽しんでできる運動を見つけてください。

## プチ断食を体験して空腹をおそれない

「メタボリックシンドロームは健康によくない」とあちこちで講演していながら、実は私自身が、腹囲が85㎝を超え、体重も82㎏（BMI25・9）を越え、血圧も高いために降圧薬を2種類飲まなければいけない状態になっていました。

健康な生活を唱えるべき医師が不健康であってはいけないと、2015年2月に思い立って断食道場に行くことにしました。10年以上前から知り合いであった町田宗鳳先生が行われている「ありがとう断食道場」でした。

御殿場で開かれる「ありがとう断食道場」は、金曜日の夕方に集合し、日曜日の朝にはもう断食明けの食事（復食）が始まるという2泊3日のプチ断食でしたが、想像以上に得るものがありました。

まず、断食に入ったときから降圧薬を中断しました。血圧が上がってくれば再開すればいいやと考えていたのですが、断食をきっかけに、もう4年半も服用を中断したままです。現在も血圧は収縮期が１４０～１５０台、拡張期が90台とやや高めではありますが、これくらいであれば、私は服薬なしでよしとしています。

次に得たものは、体重が減ってきたことです。断食道場での３日間で減った体重は１kg程度に過ぎませんが、それ以降も徐々に減少し、目標とした78kg台を４年以上維持できています。断食後に、大幅に食事の食べ方を変えたということもなく、友人と食事をすれば、ほとんど同じものを食べますし、甘い菓子類なども昔と同じように食べています。

## 空腹に対する不安がなくなった

一番変わったことは、「空腹をおそれなくなったこと」です。

それまでの私は、空腹をおそれ、空腹を避けるように行動していました。空腹になるとお腹が痛くなるのではないか、機嫌が悪くなるのではないか、夜眠れないのではないかなどと考え、空腹になっていなくても食べてしまっていたのです。また食事の時間になると何か食べなければと考え、一定の量を食べようとしていました。

しかし、断食で２日間の空腹を体験したことで、「空腹をおそれる必要はない」ということに気がつきました。また、満腹になるまで食べることもなくなりました。

もちろん、体重の減少や血圧の低下については、断食道場以外にも、テニスを始めた時期とも一致したり、他の要素も重なり合っていますが、大きなきっかけになったのは断食道場でした。

「ありがとう断食道場」は、食を「断つ」という体験をすることの重要性を教えてくれました。**アルコールをコントロールしようとするときにも、やはり「断つ」という体験が大事ではないかと思います。**「断つ」ことによって、惰性の行動から逃れることができるからです。

# 第7章

# アルコール依存症にならないために

## アルコール依存症になると、どのような症状が現れるのか？

お酒を飲む機会が多く、アルコールによる健康への害が気になる人であれば、「アルコール依存症」についても、少しは気になっているのではないでしょうか。アルコール依存症は、一昔前は慢性アルコール中毒症者、略して「アル中」と呼ばれていました。昔の「アル中」のイメージが強く、まるで廃人のような人しかアルコール依存症者とは呼ばないと考えていませんか？　実際はそんなことはありません。

アルコール依存症とは、大量のお酒を長期間にわたって飲み続けたことにより、酒がない状態ではいられなくなった状態をさします。アルコールに対する依存が、精神面にも、身体面にも現れて、飲まないではいられなくなるのです。

### 時間や場所、状況を選ばず飲みたい

精神科医にアルコール依存症であると診断された人でも、「自分はアルコール依存

症ではない」と考えている人が少なくありません。アルコール依存症は否認の病気と言われるように、患者さん自身は、自分がアルコール依存症だとは認めたがらない傾向があります。

アルコール依存症になると、アルコールが身体から抜けたとき、手の震え、発汗、頻脈・動悸、イライラや不安、焦燥感、神経過敏、睡眠障害、頭痛・吐き気、下痢などの離脱症状が現れます。かつては「禁断症状」と呼ばれていたものです。そして、これらの症状はアルコールを飲むことによって消失します。

アルコール依存症が進むと、時間や場所や状況、すなわちＴＰＯを選ばず、どんなことをしてもお酒が飲みたくなり、飲み始めたらやめられなくなります。酒を飲んでは寝て、起きればまた飲んでしまう連続飲酒発作の状態になると重症であり、肝臓の機能も一気に低下してしまいます。

アルコール依存症者は、ある一定の期間、断酒ができたとしても、その後に一度でも飲む機会があると、また一気に元のひどい飲み方に戻ってしまいます。私の患者さんも8年以上断酒していたのに、いったん飲み始めてしまったらストップできなくなり、連続飲酒発作に移行してしまった人がいて驚いたことがありました。

## アルコール依存症は断酒が大事

アルコール依存症者は、断酒を継続することが重要です。それには、本人だけでなく、家族をはじめとする周囲の人によるサポートがとても大切なのです。

大量飲酒が習慣化してからアルコール依存症になるまでの期間は、男性で20年以上、女性ではその半分の期間といわれています。

女性では、30代で肝硬変になるアルコール依存症の患者さんがいます。学生時代に拒食症や過食症を繰り返し、自殺未遂の経験もあるような女性が成人になって酒を飲み始めると、短期間でアルコール依存症に進んでしまうことが多いのです。

アルコール依存症が進むと、身体や精神に問題が生じるだけでなく、社会的にも経済的にもさまざまな問題を抱えることになります。アルコールを飲むことがすべてに優先されるため、飲酒運転で事故を起こしたり、摘発されたり、職場でのトラブルが重なって失業したり、配偶者からは離婚され、親子が絶縁状態になるなど、会社、家族や友人との関係も崩れてしまいます。

まさに、アルコールのために人生がボロボロになってしまうのがアルコール依存症です。周りの人も迷惑を受けていることは確かですが、アルコールにより誰よりも苦しんでいるのは本人です。実は、苦しんでいるから飲んでいるという面もあるのですが。

私が医者になって間もない頃は、アルコール依存症で肝硬変になった患者さんは、自分が好きで飲んで病気になっているのだからと、あまり共感することができませんでした。しかし、多くのアルコール依存症患者の方を診察し、話を聞くうちに、依存症患者さん自身が、一番のアルコールの被害者であることに気がつきました。

いよいよアルコール専門病院に入院することになった依存症の患者さんは、病院に向かうバスの中で、奥さんに対して次のようにもらしたというのです。

「これで、やっと俺も酒を飲まないですむようになれるんだ」と。

アルコール依存症も他の病気と同様に、早期に治療を開始すれば効果があがりやすいのです。プレアルコホリズムと呼ばれるアルコール依存症の手前できちんと治療を受ければ、肉体や精神面だけでなく、社会的にも経済的にもより少ない損失で回復することが期待できます。

アルコール依存症は断酒することが原則ですが、プレアルコホリズムの段階であれば、節酒でも回復可能かもしれません。

## アルコール依存症になる危険度を自分で知る方法

アルコール依存症を簡単に判断する方法として、四つの質問項目からなるCAGE法があります。その質問とは、次の四つです。

今までに、
・飲酒を減らさなければいけないと思ったことがありますか？
・飲酒を批判されて腹立ったり苛立ったことがありますか？
・飲酒に後ろめたい気持ちや罪悪感をもったことがありますか？
・朝酒や迎え酒を飲んだことがありますか？

この四つのうち、二つ以上がイエスであれば、アルコール依存症の可能性が高いので専門医への受診が奨められます。

さらに詳しく客観的に判定するものとして、ＡＵＤＩＴ（アルコール使用障害識別テスト）があります。10項目の質問に答えることで、自分の飲み方を自分で判定できるテストです（１９４ページの表）。世界保健機構（ＷＨＯ）がスポンサーとなって作成し、「アルコールの有害な使用を低減するための世界戦略」として推奨されているものです。

10項目の質問に答えることで、自分の点数がつけられます。その点数によって、アルコール使用障害があるかどうかが判定されるのです。

国際的な判定基準では、20点以上であればアルコール依存症としての診断と治療を受診することが勧奨され、16点以上ではブリーフ・インターベンション（短期間の療法）という保健師などによるカウンセリングを受けることがすすめられています。

ただし、この点数の評価の仕方は、国によって差があることが認められており、わが国では、わが国で行われた研究結果により、12点以上が問題飲酒、15点以上がアルコール依存症を判定するための境界とされています。

そして、12点以上ならかかりつけ医に、15点以上ならアルコールを専門とする精神科医への受診をすすめられます。

## AUDIT（アルコール使用障害識別テスト）

| | | | | |
|---|---|---|---|---|
| 1. あなたはアルコール含有飲料をどのくらいの頻度で飲みますか? | | | | |
| 0. 飲まない | 1. 1 度／月以下 | 2. 2 ～ 4 度／月 | 3. 2 ～ 3 度／月 | 4. 4 度／月以上 |
| 2. 飲酒するときには通常どのくらいの量を飲みますか?<br>1 ドリンク(D)=純アルコール 9 ～ 12 g； 日本酒 1 合= 2 D、ビール大瓶 1 本= 2.5 D、ウイスキー水割りW 1 杯= 2 D、焼酎お湯割り 1 杯= 1 D、 ワイングラス 1 杯= 1.5 D | | | | |
| 0. ～2D | 1. 3～4D | 2. 5～6D | 3. 7～9D | 4. >=10D |
| 3. 1 度に 6 ドリンク以上飲酒することがどのくらいの頻度でありますか? | | | | |
| 0. ない | 1. 1 度／月未満 | 2. 1 度／月 | 3. 1 度／週 | 4. 毎日orほとんど毎日 |
| 4. 過去 1 年間に、飲み始めると止められなかったことが、どのくらいの頻度でありましたか? | | | | |
| 0. ない | 1. 1 度／月未満 | 2. 1 度／月 | 3. 1 度／週 | 4. 毎日orほとんど毎日 |
| 5. 過去 1 年間に、普通だと行えることを飲酒していたためにできなかったことが、どのくらいの頻度でありましたか? | | | | |
| 0. ない | 1. 1 度／月未満 | 2. 1 度／月 | 3. 1 度／週 | 4. 毎日orほとんど毎日 |
| 6. 過去 1 年間に、深酒の後体調を整えるために、朝迎え酒をせねばならなかったことが、どのくらいの頻度でありましたか? | | | | |
| 0. ない | 1. 1 度／月未満 | 2. 1 度／月 | 3. 1 度／週 | 4. 毎日orほとんど毎日 |
| 7. 過去 1 年間に、飲酒後罪悪感や自責の念にかられたことが、どのくらいの頻度でありましたか? | | | | |
| 0. ない | 1. 1 度／月未満 | 2. 1 度／月 | 3. 1 度／週 | 4. 毎日orほとんど毎日 |
| 8. 過去 1 年間に、飲酒のため前夜の出来事を思い出せなかったことが、どのくらいの頻度でありましたか? | | | | |
| 0. ない | 1. 1 度／月未満 | 2. 1 度／月 | 3. 1 度／週 | 4. 毎日orほとんど毎日 |
| 9. あなたの飲酒のために、あなた自身か他の誰かがけがをしたことがありますか? | | | | |
| 0. ない | 2. あるが、過去1年にはなし | | 4. 過去 1 年間にあり | |
| 10. 肉親や親戚、友人、医師、あるいは他の健康管理にたずさわる人が、あなたの飲酒について心配したり、飲酒量を減らすように勧めたりしたことがありますか? | | | | |
| 0. ない | 2. あるが、過去1年にはなし | | 4. 過去 1 年間にあり | |

## 酒好きは酒好きと集まり自分達を「普通」だと錯覚する

まずは、自分で正直に答えて点数を集計してみてください。評価のための点数と、自分の点数とを比べてみて、「ええっ、そんなに厳しいの」と感じられたのではないでしょうか。

そうなのです。酒好きの人は自分の抱える問題を過小評価しがちで、世の中の基準とは外れてしまっていることも多いのです。そして、普通に生活をしていると思っている人でも、アルコール依存症と診断されることが、実は多いのです。

酒好きの人は自分の周りに酒好きの友人をおくことが多いし、酒を飲まない人との付き合いは少なくなります。ですから、自分の周りの人と比べて、「自分の飲む量は、ごく普通だ」などと錯覚しているうちに、いつの間にか世間の人の枠を外れて飲んでしまっているのです。

１９６ページ上の円グラフを見てください。世の中でお酒をよく飲んでいる人は55％です。そのうち、毎日３合以上飲んでいる人はわずか10％に過ぎないのです。つまり、毎日３合以上飲んでいる人は約５％ということになります。

## 日本人の1日の平均酒量はどれくらいか

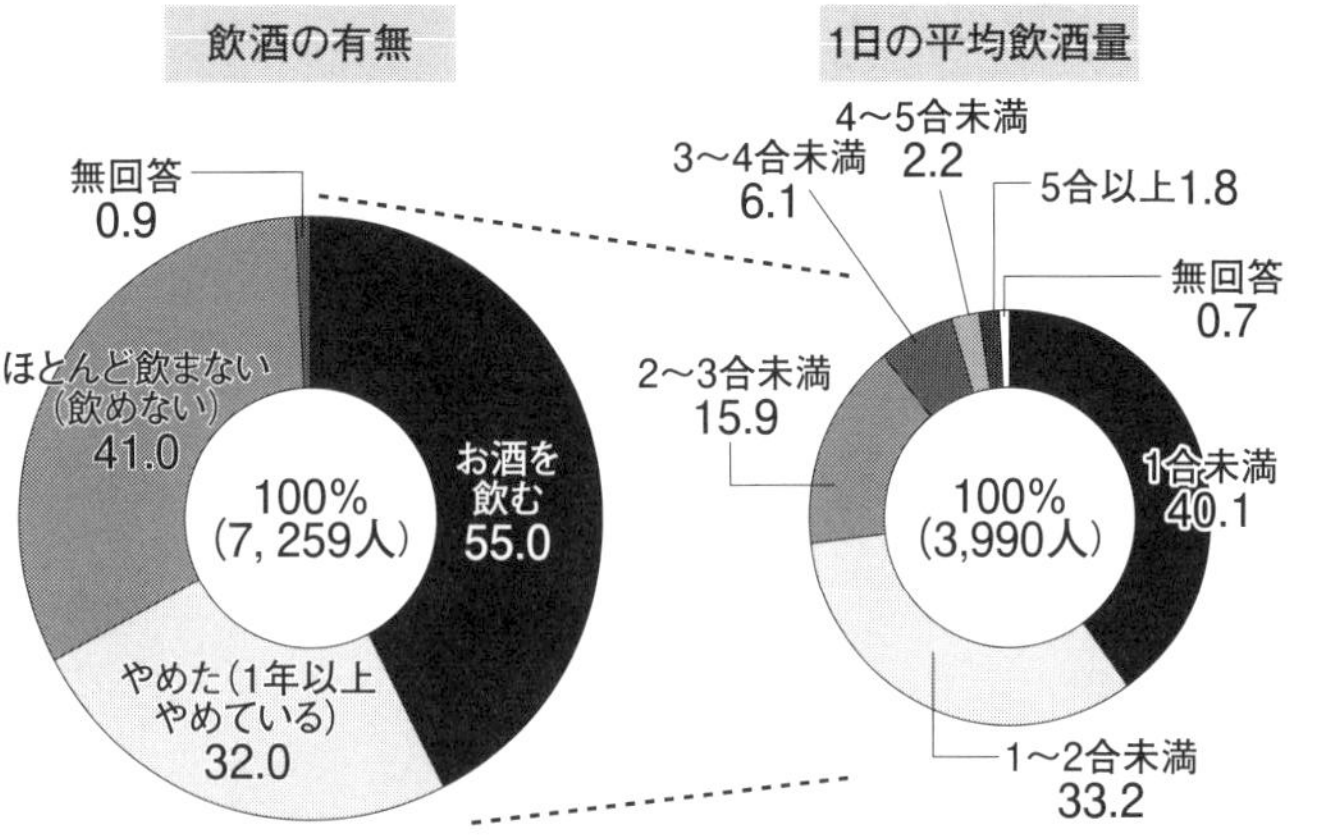


日本人の1日の平均飲酒量を、日本酒に換算して集計したもの。ビールおよび発泡酒1本（約500ml）、ワイン2杯（240ml）、焼酎20度（135ml）、焼酎35度（75ml）、酎ハイ7度（350ml）、ウィスキーダブル1杯（60ml）を、清酒1合（180ml）として換算。

## AUDITによる飲酒量ピラミッド

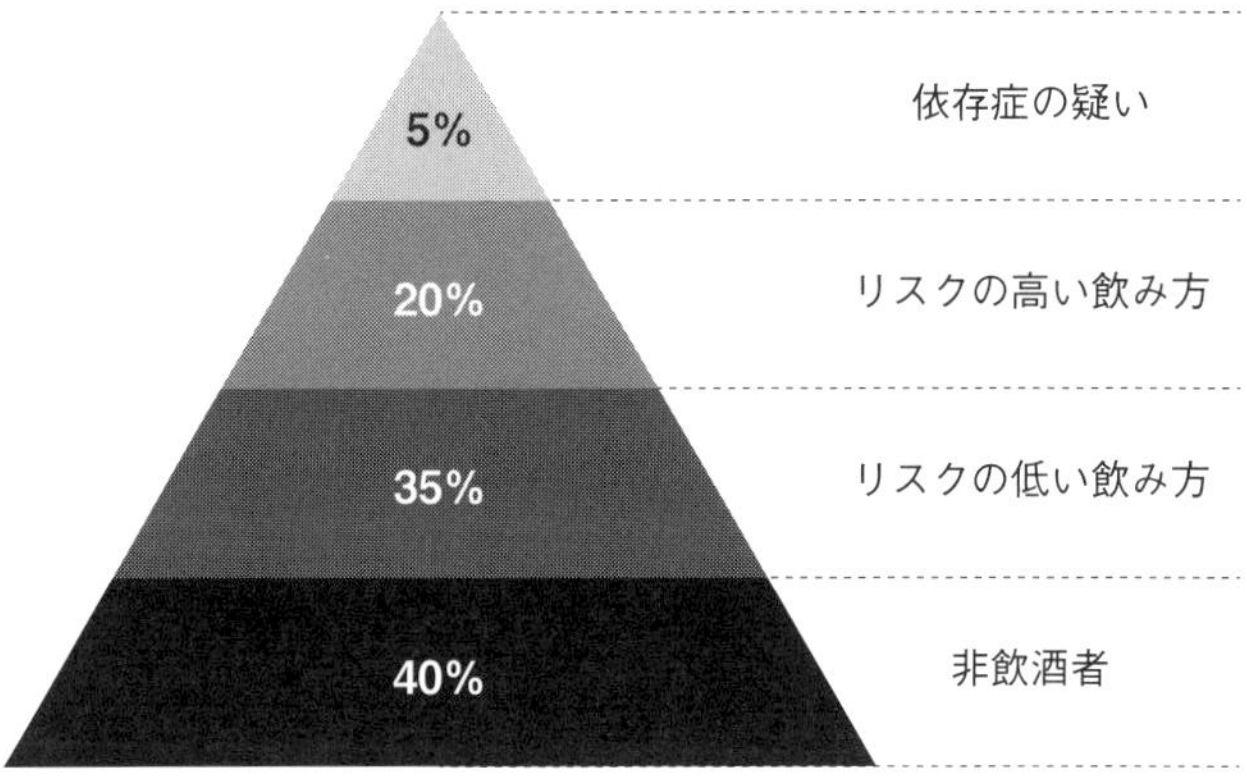


酒好きの周りには酒好きが集まるため、自分の酒量は普通だと錯覚しやすい。しかし、AUDITによると、1日に3号以上飲む人は人口のわずか5%である。

図版はすべて厚労省科研報告書　わが国における飲酒の実態把握およびアルコールに関連する生活習慣病とその対策に関する総合研究（代表　樋口進）より作成。

一般に、統計では標準から大きく外れる5％の人を「異常」として処理します。つまり、**3合以上飲む人は、「異常なほどたくさん飲む人」ということになるのです。**「世間の人の飲む量は、そんなに少なくないはずだ」と文句を言われる人がいるかも知れません。しかし、それはすでに異常な集団のど真ん中にいるために、自分がどれだけ世間一般から外れているか、気づけないということなのです。

アルコール依存症も、早期の軽い時期なら治療にもそれほど苦労をせずにすみますし、失うものも少なくてすみます。もしＡＵＤＩＴの自己採点で15点を超えているようなら、ここで治療の機会を逃さないでください。

# アルコール依存症は治すことができる？

「アルコール依存症が治る病気かどうか」という質問は、回答が難しい難問です。「アルコール依存症は治らない病気である」というのが正しい答えでもあるし、「アルコール依存から遠ざかることはできる病気」と答えることもできるのです。

アルコール依存症の患者さんが、ある一定期間専門の病院に入院し治療を受ければ、退院後に普通の人と同じようになり、酒を適量飲みながら生活できるようになるのかと言えば、そんなことではありません。そういう意味で、アルコール依存症は治ることのない病気です。

しかし、一定期間断酒をすることができれば、その人は断酒を継続している限り普通の人と同じような生活が可能になります。ですから、アルコール依存症も、治らなくはないと言えるかもしれません。

ところが、一定期間の断酒をした患者さんであっても、いったんアルコールを飲み出してしまうと一気に酒量が増えてしまい命とりにつながりかねないのです。

それでは、アルコール依存症者が断酒をするためにはどうすればよいのかということですが、まず本人が「やめなければならない」と思うことが出発点となります。断酒に成功したアルコール依存症の方がよく口にする言葉は、「自分のためにだけなら、酒をやめることなどできなかった」ということです。

誰かのためにということがあって、はじめて断酒を決心できたという人が多いのです。したがって、家族や職場など近くの人が本人に向かって断酒をして欲しいとすめることは、何よりも大切です。人は関係性の中に生きていますから。

よい医師にあたればアルコール依存症が治るかというと、必ずしもそうとは限りません。もちろん、よい医師に巡り会えたほうがよいことは確かです。しかし、アルコール依存症は医師だけで治せる病気ではありません。

医師を選ぶときには十分に時間をかけて、その人に合った医師を見つけてください。

断酒のためにもう一つおすすめするのは、自助グループの会への参加です。次項で詳しく説明します。

# アルコール依存症患者による自助グループに参加する

お酒を飲まなくていられるようになるために、アルコール依存症患者が集まるグループ活動が行われています。アルコホリック・アノニマス（ＡＡ）や断酒会などの自助グループです。これらは医療機関外で行われています。

アルコール依存症で肝硬変の患者さんが、どうしても断酒できないことに私自身悩んだことがあり、大学の同級生であったアルコール診療を専門とする精神科医・加藤元一郎医師（故人）に相談したことがありました。そして、ＡＡの存在を知りました。

医師がいくらお酒をやめましょうと注意しても効果がないのに、患者が集まるだけでいったい何ができるのかという疑問が浮かびましたが、とりあえずＡＡに連絡をとり、慶應大学病院の内科外来でＡＡの「メッセージ」を開いてもらうことにしました。

ＡＡは公民館や教会の施設を借りてミーティングを開いています。こうした通常のミーティングとは異なり、医療機関に出張してもらって開催する模擬ＡＡ集会は、「メッセージ」と呼ばれています。

患者さんは、「アル中の集まりに行きなさい」と言われても、知らない人ばかりの集会に１人で参加することには、大きなハードルがあります。そのハードルを少しでも低くしたいと、病院内でＡＡの「メッセージ」を開催してもらうことにしたのです。毎回、２〜５人のＡＡのメンバーが病院に来て「メッセージ」を開催してくれました。飲酒をやめたばかりの人から10年以上断酒しているというベテランまで、男性だけでなく女性の参加もありと、バラエティに富んだ集まりでした。

## ＡＡは断酒を目的とした自由な集会

ＡＡの集まりでは、その日のテーマを決めて、各自が自分の思いを話します。周囲の人は、その話を批判することもなく、質問することもなく、ひたすら聴くことによって、参加者の間で話が共有されます。

２００２年に、病院内でＡＡの「メッセージ」を開始し、それ以降、ほぼ毎月開催してきましたので、私自身が１５０回以上の集会に参加したことになります。私は自分の外来の患者さんとともに、黙って参加しているだけでしたが、その集会から多くのことを学びました。

まず、この集まりに参加すると、不思議なことに、アルコール依存症の人がその日は飲まなくてすむようになることです。ＡＡは「今日１日は飲まないでいる」ことを大切にします。そして、その１日を積み重ねることで、断酒を継続するのです。

ＡＡは断酒を目的として集まる自由な集会であり、参加する際に住所や連絡先を聞かれることもありません。クローズド・ミーティングはアルコール依存症者だけが対象ですが、オープンミーティングは誰でも参加できます。

ビッグブックと呼ばれているＡＡの教本「アルコホーリクス・アノニマス」には、次のように書かれています。

「アルコホーリクス・アノニマスは、経験と力と希望を分かち合って共通する問題を解決し、ほかの人たちもアルコホリズムから回復するように手助けしたいという共同体である。ＡＡのメンバーになるために必要なことはただ一つ、飲酒をやめたいという願いだけである。会費もないし料金を払う必要もない。私たちは自分たちの献金だけで自立している。ＡＡはどのような宗教・宗派・政党・組織・団体にも縛られていない。また、どのような論争や運動にも参加せず、支持も反対もしない。私たちの本来の目的は、飲まないで生きていくことであり、ほかのアルコホーリクも飲まない生き方を達成するように手助けすることである」

ＡＡは、このような理念で集まっている自助グループです。私自身はＡＡの自由さと自律性が好きで、長年、関わってきました。ＡＡのミーティングは、東京だけでも何十ケ所で開催され、それぞれの場所で雰囲気も違うようです。断酒をしようと思う方は、自分に合う会を見つけることが大切かと思います。

他にも、「断酒会」など日本人向けにアレンジされた断酒の自助グループ会で、もう少し家族的な雰囲気のところがあるようです。

# AAの12ステップとニーバーの祈り

ＡＡのビッグブックの中には、「12ステップ」という行動のプログラムがあります。酒が中心だった生活から、断酒の生活に移行したとき、心に大きな空洞を抱えることになります。その空洞を埋めるための何かを探し出すための作業が「12ステップ」です。飲酒のためにかき乱されてきた病的な感情を整理し、過去に関わってきた人との人間関係を見直し修復し、１人の人間として魂の成長を目指す実践プログラムです。

ＡＡの12のステップを以下に紹介します。

・私たちはアルコールに対し無力であり、思い通りに生きていけなくなっていたことを認めた。
・自分を超えた大きな力が、私たちを健康な心に戻してくれると信じるようになった。

・私たちの意志と生き方を、自分なりに理解した神の配慮にゆだねる決心をした。
・恐れずに、徹底して、自分自身の棚卸しを行い、それを表につくった。
・神に対し、自分に対し、そしてもう1人の人に対して、自分の過ちの本質をありのままに認めた。
・こうした性格上の欠点全部を、神に取り除いてもらう準備がすべて整った。
・私たちの短所を取り除いてくださいと、謙虚に神に求めた。
・私たちが傷つけたすべての人の表をつくり、その人たち全員に進んで埋め合わせをしようとする気持ちになった。
・その人たちやほかの人を傷つけない限り、機会あるたびに、その人たちに直接埋め合わせをした。
・自分自身の棚卸しを続け、間違ったときは直ちにそれを認めた。
・祈りと黙想を通して、自分なりに理解した神との意識的な触れ合いを深め、神の意志を知ることと、それを実践する力だけを求めた。
・これらのステップを経た結果、私たちは霊的に目覚め、このメッセージをアルコホーリクに伝え、そして私たちのすべてのことにこの原理を実行しようと努力した。

ここに書かれている神とは、ある特定の宗教や宗派の神を表わすのではなくて、ハイヤーパワーと呼ばれたり、自分なりに理解した神でよいと書かれています。

米国では、宗教や宗派にとらわれない神ということで理解されていますが、日常生活で宗教に馴染みが少ない日本人にとっては、神という言葉が、宗教くさいものと感じられるかも知れません。

12ステップに一所懸命に取り組んでいるアルコール依存症の人達は、日本人であっても、宗教の存在がなくても断酒を継続することができており、人間的にも成長されているので、宗教をこえた存在と言えるかもしれません。

## スピリチュアル・グロースが活動の目標

AAのミーティングでは、毎回、集会に参加した全員で斉唱される言葉があります。ニーバーの祈りの言葉と呼ばれているもので、スティーブン・R・コヴィー著『七つの習慣』の中でも紹介されているものです。

神様、私にお与えください
変えることのできないものを受けいれる落ち着きを

変えられるものは、変えていく勇気を
そして、二つのものを見分ける賢さを

このような言葉をミーティングで繰り返し唱え、12ステップを実践していくことで、アルコール依存症者が人間的にも成長し、アルコールを飲まなくてもすむ人へと変わっていくのです。

AAでは、その過程をスピリチュアル・グロース（人としての魂の成長）と表現しており、スピリチュアル・グロースを得られることを活動目標としています。

私はこのような自助グループの活動を高く評価しています。そして、女性の依存症が増えてきているために、女性だけのミーティングが行われたり、インターネット時代を反映してオンラインでもミーティングが開かれるなど、新しい活動も始まっています。

日本人向けには、もう少し宗教性を薄めた形で行うと参加者が増えることになり、影響力も大きくなるのではないかとも思います。実際、AAが生まれた宗教大国の米国でも、より宗教性を薄めた断酒を目的とする自助グループの会が起ち上げられているそうです。

# 信頼できる情報を見極めるために、「情報リテラシー」を身につける

ここまでアルコールに関する健康情報について述べてきました。今まで当たり前と思っていた情報に、意外に誤りが多いことに気づかれたのではないでしょうか。

世間にはさまざまな情報があふれており、どれが本当に正しいのか、見分けることが難しくなっています。そんなときに必要なのが、医療・健康情報リテラシーです。ここでは情報リテラシーをどう身に付けるかについて、簡単にそのポイントをあげておきたいと思います。

**①情報源の吟味**

まずは、情報源が信頼できるものか吟味しなければなりません。そのためには情報発信者の立場と目的をチェックします。その経済的基盤は何か、政治や宗教的な目的が背景にないか、その情報源の過去の信頼性、歴史を吟味します。過去に誤った情報

を流した機関や人は、同じような間違いを犯しやすいからです。

こんなこと、いちいちチェックするのは面倒だと思われる方は、普段からよい情報源を確保しておくことをおすすめします。そして、それ以外の情報源には、飛びつかずに、極めて慎重に対処するようにします。

## ②情報自体の吟味

その情報の内容は科学的根拠に基づいているのか。基づいていない場合には、どのような意図や目的で、その情報を発信しているのか。事実と推論を区別する。推論の限界を知る。情報の出発点の情報を知る。対立する意見にも目を配る。恐怖心を煽るもの、炎上を狙ったものは、相手にしないこと。自分だけが得をするような情報はないと考え、期待しすぎないことです。

## ③得た情報から決断

自分は何を一番大切にしたいのかを考える必要があります。自分の決断は、大切にしたいことに合致するのか。今行うべきか、もう少し後がよいのか。新しいものならその評価を待つ時間も大切です。友人や専門家の意見も参考にします。

### ④決断したことの結果を評価

自分の決断したことについて、期待した効果は出ているのか。副作用は出ていないか。経済的負担は、得たものに見合うものか。いつまで続けるべきか。これらを評価します。

そして、さらに、新たな情報収集へと向かうのです。なんて大変な作業だろうと思われるかもしれません。しかし、健康に関する情報は、例えばサプリメントや、やせ薬などでも、生死にかかわった例がいくつもあります。新しい情報に飛びつく前には、それくらいの慎重さが必要なのです。

## 医療者と患者さんが協働する医療をつくる

医療機関を受診される患者さんは、「自分の健康を守りたい」と、専門家である医療者に援助を求めてきます。援助と言うより、「医療者と協働する関係性を求めて」という表現のほうが、ふさわしいかもしれません。本来、患者さんは、医師の下で断酒や節酒を指示され、その指示に従うだけの存在ではないのです。

1956年、サッシュとホレンダーは、医師と患者の関係性のあり方について提唱しました（212ページの表）。

医師が一方的に医療行為をすすめる「能動と受容」の関係性、医師が説明し患者は同意するという「説明と協力」の関係性、さらに、医療者と患者が互いに情報を提供し合った上で交渉するという「協働作業」の関係性があるべきだというのです。しかも、その関係性は、対象となる病気や状況によって異なるとされています。

この表の真の意味を理解できたとき、私は衝撃を受けました。実は1956年は私が生まれた年なのですが、60年以上も前に、「医師と患者が協働する」という関係性が提唱されていたことに驚いたのです。

実際の医療の現場では、せいぜい「説明と協力」の関係性にとどまっていたり、「能動と受容」の関係性である場面も数多く目にしてきました。この60年間、「協働作業の医療」はほとんど実現していなかったのではないでしょうか。おそらく、医療者にとっても、この表の真の意味が十分に理解できていなかったのだと思います。そして、見過ごされ、無視されてきたのです。

## 飲酒による病気は医師との協働作業がふさわしい

過剰な飲酒によりもたらされる病気や糖尿

**医療者と患者の関係性のモデル**

| 類型 | 能動―受容 | 説明―協力 | 協働作業 |
|---|---|---|---|
| ケース | 昏睡状態<br>急性外傷<br>救急外来 | 治療方針のある程度決まった疾病；肺炎、尿路結石、胃潰瘍など | 自覚症状に乏しい慢性病；生活習慣病<br>糖尿病、高血圧・難病 |
| 医療行為 | 医療者は一方的に医療行為を行う。<br>患者はされるがまま。 | 医療者は患者に説明し、同意を得た上で医療行為を行う。患者はある程度能動的に医療にかかわるが、医療者の方針に逆らうことは困難。 | 医療者と患者は、互いに提供し共有した情報を元に医療の方針を交渉し合う。<br>合意した部分から医療行為を行う。 |
| IC*の形<br>モデル | 事後の承認<br>親と乳幼児 | 説明と同意<br>父親と子供 | 合意の形成<br>大人の関係 |

TS Szasz & MH Hollender. Arch Intern Med.（1956年）より作成。

*IC:インフォームドコンセント

病、高血圧、脂質異常、肥満などの生活習慣病は、特に「協働作業」が望まれる医療分野です。

医師は患者さんに対して、現在の医療で可能なこと、わかっていることを情報提供し、患者さんは自分の生き方や価値観、希望を伝え、自分の得意なやり方を伝えます。そして、お互いが交渉した上で、患者さんの医療の方針を決めていくのが「協働する医療」です。

患者と医師の双方が情報を提供し合い、医療の方針を交渉し合い、合意した部分から医療を行うためには、患者と医療者が対等に話し合える関係であることが求められます。

例えば、飲酒量を減らそうとする時、目標を毎日20gのエタノールとするのか、40gとするのかの選択肢があったとします。医療者は、その二つの目標でどのような差が生じるのかの情報を提供し、最終的な決定は患者さんに委ねられることになるのです。

「それで、あなたは、どうしたいのですか」と。

私は、40歳代半ばから、そんな立ち位置で診療することを心がけてきました。

とはいえ、お酒が好きでたまらないあなたは、酒をやめることも、酒量を減らすことにも、決心がつかないというのが本音かもしれません。それでも、その飲酒生活を続けていると、どのようになってしまうのか、そうした情報に向き合うことができれば、踏ん切りがつけられるかもしれません。

少なくとも、健康のためにと考えながら、健康を害してしまうような行動はとらないはずです。手遅れになってしまった時点で、「あのときに、このことを知っていたら」と後悔するようなことにはなって欲しくないのです。

## 自分が選んだ治療方針は後で見直してもいい

医師として伝えられる情報は、「そんな飲み方では1年後に死んでしまうぞ」というような脅しではなく、「その飲み方では、何年後には死亡率が〇%くらいになってしまいます」という確率に基づくものになります。確率で示されたデータから、あなたは自分自身の飲み方に結論を出すことを難しく感じるかもしれません。

けれど、黒か白かと一気に結論を出す必要はないのです。灰色の決断であってもよいと思います。途中で方針を修正してもよいのです、手遅れにならない範囲でなら。

朝のニュースで、「今日の降水確率は○％です」と言われると、あなたは傘を持って出かけるでしょうか。傘を持っていこうと思う降水確率は、個人によって異なります。10％でも持っていくという慎重な人もいれば、70％でも持っていかないという人もいます。

でも、例えば、30％の予報だったので傘を持たずに出かけたけれど、雨が降れば、コンビニでビニール傘を買い求めてもよいのです。それと同様に、「まだ断酒の決心ができない」のであれば、「とりあえずは節酒でがんばる」でもよいのです。

教科書的には、アルコール依存症者は飲酒のコントロールができない人なので、節酒をすすめるべきではなく、断酒しか選択肢がありません。しかし、実際には、「まずは節酒でやってみて、それでダメな状況になったら、その時点で断酒に進む」という段階的な方法で、はじめて断酒に移行できる人もいます。

正解は、ただ一つではありません。

もちろん、病気の種類や状態によって、決断までの時間的猶予がない場合もあります。それでも決断は、時々刻々と修正を続けていくべきものなのです。

## 節酒でも、それなりの効果はある

断酒をすすめるしかないような、進行した非代償期のアルコール性肝硬変の患者さんに、「もう、これ以上飲むのは無理です」と伝えても、断酒の決意ができないままに通院する患者さんもいます。「いつか断酒をできるだろうか……」と考えながら見守っていましたが、重症肝硬変にもかかわらず、病気がそれほど進行することもなく、5年、10年とまずまず長期間生きてこられた患者さんが何人もいました。

こうした体験から、飲んではいても、外来に通う患者さんは急激には悪くならないのだと気づかされました。つまり、外来に通院する患者さんは、少しでも長生きしたいという希望をもっているのであり、たとえ断酒ができていなくても、それなりに節酒をしているのだと理解しました。

一方で、**外来に来なくなった患者さんは、次に救急車で病院に運ばれて来たときには、救命できないほどの肝不全状態になっているのです。まるで、糸の切れた凧が、それ以上は空に上がっていられないかのように墜落してしまうのです。**

何度もこのような痛い目にあい、医師が糸をしっかりと握りしめて、患者さんとの関係性を保ち、外来につなぎ止めることの重要性を痛感させられました。

## 新しい医療の可能性

２０１４年に日本高血圧学会が作成した高血圧症治療ガイドラインに、下の表が出ています。医療者と患者がパートナーシップを築くためのコンコーダンス（協働の）医療について、具体案が箇条書きされています。

日本で最も患者数が多い病気は、高血圧です。その高血圧症治療ガイドラインに、コンコーダンス医療が紹介されたことにより、医学教育にもとり上げられ、活かされると、医療の未来は確実に変わります。

協働する医療について教育を受けた学生が、現場をになう医療者とし

**医療者と患者がパートナーシップを築き**
**コンコーダンス医療を続ける方法**

| |
|---|
| ・高血圧によるリスクと治療の有益性について話し合う |
| ・高血圧治療の情報を口頭、紙媒体、視聴覚資材でわかりやすく提供する |
| ・患者の合意、自主的な選択を尊重して、患者の生活に合った治療方針を決める |
| ・処方を単純化し服薬回数、服薬錠数を減らす（配合剤の使用、一包化調剤など） |
| ・家庭血圧の自己測定・記録を励行し、その評価をフィードバックする |
| ・医療スタッフ（医師、看護師、薬剤師、栄養士、保健師、介護福祉士など）、患者、家族を含めた治療支援体制を作る |
| ・治療の費用について話し合う |
| ・服薬忘れの原因・理由について話し合い、特に副作用や心配・気がかりな問題に注意して、必要であれば薬剤の変更を考慮する |

日本高血圧学会「高血圧治療ガイドライン2014」より作成。

て育ってくるためには、まだ10年や20年はかかりますが、それはそんなに遠い未来ではありません。しかし、新しい医療への移行には、医療者が変わるだけではなく、患者さんの側にも変化が求められます。なんでも医者任せにするのではなく、自分の生き方を自覚し、自分に合った医療を選択する。そんな自律する患者さんが増えてこそ、協働作業の新しい医療が生まれ、育てられるのです。

# おわりに

私は不思議なご縁によってアルコールに関連する内科学を専門とすることになりました。医学生だった頃にB型肝炎を発症したことから、医学部の卒業時に肝臓を専門とする内科医になりました。その際、石井裕正助教授（当時）の門下生になりましたが、石井先生の主たる研究テーマがアルコール性肝障害であり、石井先生は、当時、「アルコール内科学」というアルコールに関する身体疾患を網羅する教科書を書かれていたのです。

こうして私はアルコール性肝障害を研究することになり、患者さんを診察することになりました。正直に告白すると、私自身はウイルス性肝障害の患者さんのほうが共感をもてたし、その治療について研究したかったというのが、その頃の本音でした。

アルコール性肝障害の患者さんは、自分が好き放題に酒を飲んで病気になっている。それに比べてC型肝炎やB型肝炎の患者さんは、輸血やワクチンなどの医療行為が原因となっていることも多く、医療行為の被害者でもあります。

アルコール性肝障害の患者さんは、だいたい医者の言うことを聞いてくれません。

入院しても病棟の規律を乱してしまう。治ったかと思えば、また飲んでしまって、悪くなって帰ってくる。医者にとっては、対処の難しい、「たちの悪い」患者さんだったのです。

ですから、当時の私が、ウイルス性肝炎の患者さんをなんとかしてあげたいと考えていたのは、今思っても当たり前のことであったように思います。

それでも、アルコール性肝障害の患者さんを長年診ていると、とても人間味があり、面白い人、愛すべき人が多いことを理解するようになりました。なんとか、この人達の健康のためにできることはないか、この人の苦しみを軽くすることはできないかと、生活習慣へのアプローチや、依存症の治療に興味をもつようになりました。

生活習慣を改めるための解決志向アプローチや動機付け面接技法を勉強し、アルコール依存症者のための病院内でのメッセージの開催を通して、多くのことを学びました。私の診療に対する医師としての基本的な姿勢は、アルコール性肝障害の患者さんから学ぶことで形づくられました。

本書は、おそらく主たる読者になるだろうと考えられる酒好きの人のために、少しでも健康のために役立つ情報をとどけたいと、アルコールに関する情報をありのままに書くことにしました。

本書で伝えたかったことの一つは、「世の中に流れている健康情報には誤りが多い」ということです。そして、誤った情報は、いったん広がってしまうと、訂正することがとても難しいのです。誤った情報にだまされないためには、情報を読む力、情報リテラシーを身につけることが大切になります。

ただし、情報リテラシーを身につけることは、専門家でも難しい作業です。かといって、放棄してよいものでもありません。少しずつでも情報リテラシーを向上させていくことは、どんな人にとっても大切な永遠の課題です。

お伝えしたかったもう一つのことは、「医療を専門家任せ、つまり医者任せにしてはいけない」ということです。医者は、薬を処方したり、手術をすることはできますが、その選択には、あなたの参加が必要なのです。

あなたにとってベストな療養生活を、医療者が知っているわけはありません。あなたの今までの生き方の中に、あなたのための解決法が潜んでいます。自分の健康を保ちたい、育みたいと考えるのなら、自分で決めていかなければならないことが山積しています。どのような食生活、どのような運動なら継続することが可能なのか、それを知っているのは、他ならぬあなたです。

危険をもたらさない程度の飲酒にとどめておくことが大切なのは間違いありません。ですが、それ以外にも運動する、バランスのよい食事をとるなど、あなたの工夫次第で、同量のアルコール量を飲んでいても害を少なくすることは可能なのです。

自分に合った方法を見つけ、それを積み重ねていくことが、よりよい生活習慣を継続するためのコツです。


本書の中に書きましたが、私自身が、医療の知識や体重減量の意欲はもちながらも、メタボリックシンドロームの予備群になってしまっていました。これではいけないと発心し、59歳のときに自分自身でいろいろな新しいことに取り組みました。

どこかの教科書に書かれていることに単に従うのではなく、いろいろな分野からの情報を得つつ、さまざまな人と出会う中で、自分自身で工夫してきました。

しかし、私が行ってきたことが、あなたにとって一番よい方法であるわけではありません。なぜなら、それらは私の好きなこと、できることの中から選んできた工夫だからです。けれど、自分の好きなことを見直しつつ、少しずつ生活習慣を変えていくという原則は、どの人にとっても役立つことでしょう。

断食という体験は、私にとって食に対する考え方を変える上で大きな意味がありました。アルコールの飲み過ぎで悩んでいる人も、思い切って一時期酒を断つという時間をもつこと、体験することは、何かの役に立つのではないかと思います。知識だけではダメなのです。一歩を踏み出すことと体験することが何よりも大切です。

自分がなんらかの困難に直面してしまったのであれば、何かのきっかけで自分のやり方を変えていくことが必要です。そうすることで、その人はその人らしい生き方を選んでいくことになるのです。

アルコールで身体のことが気になっているあなたであれば、これからどのようにアルコールと付き合い、どのように生活を変えていくことが「一生、お酒を楽しむために」必要なのか、ぜひ自分の主治医になった気持ちで考えて欲しいと思います。

最後に、本書を書くきっかけをつくってくださり、助言をいただいたビジネス社の山浦秀紀さんに深謝致します。

著者

著者略歴

加藤眞三（かとう・しんぞう）

1980年、慶應義塾大学医学部卒業。1985年、同大学大学院医学研究科修了、医学博士。1985～88年、米国ニューヨーク市立大学マウントサイナイ医学部研究員。その後、都立広尾病院内科医長、慶應義塾大学医学部内科専任講師（消化器内科）を経て、現在、慶應義塾大学看護医療学部教授（慢性病態学、終末期病態学担当）。著書に、『肝臓病教室のすすめ』（メディカルレビュー社）、『患者の生き方』『患者の力 患者学で見つけた医療の新しい姿』（春秋社）、『患者と作る医学の教科書』（日総研出版）など。『おかずレパートリー脂肪肝・非アルコール性脂肪肝炎・アルコール性肝炎』（女子栄養大学出版部）など、肝臓病患者におすすめの食事レシピ本も多数出版している。東洋経済オンラインにて、医療コラムを連載中。

**肝臓専門医が教える**
**病気になる飲み方、ならない飲み方**

2019年12月15日　第1版発行

著　者　加藤眞三
発行人　唐津 隆
発行所　株式会社ビジネス社
〒162-0805　東京都新宿区矢来町114番地　神楽坂高橋ビル5階
電話　03(5227)1602（代表）
FAX　03(5227)1603
http://www.business-sha.co.jp

印刷・製本　株式会社光邦
カバーデザイン　ナカジマブイチ（BOOLAB.）
本文組版　エムアンドケイ　茂呂田剛
イラスト　小沢陽子
営業担当　山口健志
編集担当　山浦秀紀


ISBN978-4-8284-2147-6